大型药学知识普及丛书

药,你用对了吗

——肾脏疾病用药

总主编　许杜娟

主　编　汪魏平　徐文科

U0389387

科学出版社

北　京

内 容 简 介

本书介绍了急性肾小球肾炎、急进性肾小球肾炎、肾病综合征、IgA肾病、狼疮肾炎、过敏性紫癜肾炎、糖尿病肾病、间质性肾炎、急性肾损伤、慢性肾衰竭共10种肾内科常见疾病。每种疾病重点介绍疾病概述和药物治疗，尤其是对药物治疗部分，从治疗目标、常用药物、联合用药注意事项和特殊人群用药指导方面进行了重点叙述。此外，每种疾病后面附有用药案例解析和用药常见问题解析，是一本有别于现行医学科普书籍的新颖医学普及读本。通过阅读，读者能对肾内科常见疾病的防治和合理用药有较为全面的认识，本书旨在提高人群对慢性肾脏病的知晓率、治疗率、达标率。

本书作为科普读物，力争做到通俗易懂，对有无相关医学背景的人员均适用。

图书在版编目（CIP）数据

药，你用对了吗：肾脏疾病用药 / 汪魏平，徐文科主编.—北京：科学出版社，2018.8
（大型药学知识普及丛书 / 许杜娟总主编）
ISBN 978-7-03-058381-9

Ⅰ.①肾… Ⅱ.①汪… ②徐… Ⅲ.①肾疾病–用药法 Ⅳ.①R452

中国版本图书馆CIP数据核字（2018）第167442号

责任编辑：闵　捷
责任印制：谭宏宇 / 封面设计：殷　靓

科 学 出 版 社 出版
北京东黄城根北街16号
邮政编码：100717
http://www.sciencep.com
南京展望文化发展有限公司排版
江苏省句容市排印厂印刷
科学出版社发行　各地新华书店经销

＊

2018年8月第　一　版　开本：A5（890×1240）
2018年8月第一次印刷　印张：4
字数：81 500
定价：30.00元
（如有印装质量问题，我社负责调换）

大型药学知识普及丛书
总编辑委员会

总主编

许杜娟

副总主编

夏　泉　　沈爱宗

成　员

（按姓氏笔画排序）

石庆平　朱冬春　许杜娟　孙旭群　严安定

李　浩　汪永忠　汪燕燕　汪魏平　沈爱宗

居　靖　秦　侃　夏　泉　黄赵刚　葛朝亮

《药,你用对了吗——肾脏疾病用药》
编辑委员会

主　编

汪魏平　徐文科

副主编

汪　琳　张圣雨

编　者
（按姓氏笔画排序）

方　玲　江　佳　杨沿浪　汪　琳　汪裕伟

汪慧芳　汪魏平　张圣雨　徐文科　陶云松

写给读者的话

亲爱的读者：

您好！感谢您从浩瀚的图书中选择了"大型药学知识普及丛书"。

每个人可能都有用药的经历，用药时可能会有疑惑，这药是否能治好我的病？不良反应严重吗？饭前吃还是饭后吃？用药后应该注意些什么？当然您可以问医生，但医生太忙，不一定有时间及时帮您解答；您也可以看说明书，可说明书专业术语多，太晦涩，不太好懂。怎么办？于是我们组织多家三甲医院的临床药师及医生共同编写了本丛书，与您谈谈用药的问题。

药品是指用于预防、治疗、诊断人的疾病，有目的地调节人的生理功能并规定有适应证或者功能主治、用法和用量的物质。但药品具有两重性，其作用是一分为二的，用药之后既可产生防治疾病的有益作用，亦会产生与防治疾病无关甚至对机体有毒性的作用，即通常所说的"是药三分毒"。因此，如何合理地使用药品，从而发挥良好的治疗作用，避免潜在的毒副反应，是所有服用药品的患者所关心的问题，也是撰写本丛书的出发点。

本丛书选择了临床上需要通过长期药物治疗的常见病、多发病,首先对疾病的症状、病因、发病机制作简要的概述,让您对疾病有基本的了解;其次介绍了治疗该疾病的常用药物,各种药物的药理作用、临床应用、不良反应;最后我们根据多年临床经验及患者用药问题的调研对患者用药过程中存在的疑惑,以问答的形式解惑答疑。此外,文中还列举了临床上发生的典型案例,说明正确使用药品的重要性。

　　本丛书涵盖的疾病用药知识全面系统,且通俗易懂。广大患者可以从本丛书中找到自己用药疑问的答案。本丛书对于药师来说,也是一本很有价值的参考书。

2018 年 6 月 6 日

如何阅读本书

本书针对临床常见的肾脏疾病，采用疾病概述、药物治疗、用药常见问题解析的结构框架，向大众介绍了常见治疗药物、特殊人群的药物治疗、典型案例分析及用药常见问题解析等，笔者在撰写此书时更关注疾病的用药安全和合理用药，而非疾病本身的发病机制和诊断，但是为了本书的完整性，笔者还是简单地描述了疾病，同时也是帮读者更全面地了解该疾病。

本书通俗易懂，旨在为广大患者人群提供优质的合理用药指导，以提高普通人群对慢性肾脏病的知晓率、治疗率、达标率，本书不能替代正规的医院诊断和治疗。

汪魏平

目　录

写给读者的话
如何阅读本书

疾病一　急性肾小球肾炎

疾病二　急进性肾小球肾炎

· 用药常见问题解析 ·

疾病五　狼疮性肾炎

· 疾病概述 ·

· 药物治疗 ·

· 用药常见问题解析 ·

疾病六　过敏性紫癜肾炎

· 疾病概述 ·

· 药物治疗 ·

· 用药常见问题解析 ·

疾病七　糖尿病肾病

疾病八　间质性肾炎

疾病九　急性肾损伤

疾病十　慢性肾衰竭

疾病一　急性肾小球肾炎

疾病概述

♥ 概述

　　急性肾小球肾炎（acute glomerulonephritis，AGN）简称急性肾炎，是一种常见的肾脏病。以血尿、蛋白尿、高血压、水肿、一过性少尿和氮质血症等为主要临床表现。急性起病，常为感染后免疫反应引起，多种病原微生物如细菌、病毒、寄生虫等均可致病，目前仍以急性链球菌感染后肾小球肾炎（acute poststreptococcal glomerulonephritis，APSGN）最常见，本节主要介绍急性链球菌感染后肾小球肾炎。

♥ 发病原因

　　急性肾小球肾炎的病因主要有以下三个方面。

　　1. 病原菌　　一般以 β 溶血性链球菌感染最多见，急性肾小球肾炎的发生与否和病变程度的轻重均与链球菌感染的严重程度无关。

　　2. 致病抗原　　目前较明确的致病抗原有内链素、肾炎株伴随蛋白、链球菌神经氨酸酶等。

3. 宿主的易感性　　研究表明链球菌感染后的急性肾小球肾炎与遗传易感性有关。

临床表现

急性肾小球肾炎是一组临床综合征, 病因不同, 临床表现各异, 但其共同的临床表现是: 急性起病, 几乎所有患者都有血尿 (约30%可为肉眼血尿), 呈轻度到中度的蛋白尿(部分患者可达肾病范围的蛋白尿), 可有管型尿(红细胞管型、颗粒管型等), 80%的患者有水肿和高血压, 可以伴有一过性肾功能不全(表现为尿量减少和氮质血症), 严重时可因水钠潴留而引起充血性心力衰竭、肺水肿和脑水肿。

APSGN多见于儿童, 多于5～14岁发病。2岁以下或40岁以上的患者仅占所有患者的15%。本病临床表现轻重不一, 常于发病前1～3周出现上呼吸道炎症, 如扁桃体炎、咽峡炎或丹毒等链球菌感染史。80%为轻症, 可无症状, 仅尿常规略有异常, 称"亚临床型"; 3%～5%的病例病情严重, 临床表现少尿甚至无尿, 为重症急性肾小球肾炎。该类疾病一般表现为尿液改变、水肿、高血压、肾功能损伤及全身症状(疲乏、厌食、恶心、嗜睡、头晕、视力模糊、腰部钝痛)等。

治疗选择

应依照引起急性肾炎综合征的各种原发或继发性肾小球疾病的病因进行治疗。

1. 一般治疗　　急性期应卧床休息, 待肉眼血尿消失、水肿消退及血压恢复正常后逐步增加活动量; 急性期给予富含维生素的低盐饮食, 密切随诊。

2. 药物治疗　　以对症治疗为主, 主要为利尿消肿、降压、预防心脑并发症等。

🫘 预后

"亚临床型"患者可伴随一过性镜下血尿,通常预后良好,常在数月内临床自愈;也有部分患者可转变为慢性肾脏病;少数患者可出现少尿型急性肾衰竭表现,死亡病例在1%以下。

疾病预后与治疗是否及时存在一定相关性。

———————— 药 物 治 疗 ————————

🫘 治疗目标

对扁桃体炎、猩红热及脓疱疮患者应尽早、彻底使用青霉素治疗,以预防APSGN。对已出现症状的患者以休息和对症治疗为主,控制并清除病灶,保护肾脏功能,防治并发症,改善患者生活质量。

🫘 常用药物

主要包括降压、利尿等对症治疗药物,存在感染灶的可选用适宜的抗生素,见表1。

🫘 联合用药注意事项

当前相关临床研究不建议将血管紧张素转化酶抑制剂(ACEI)类和血管紧张素Ⅱ(ARB)类药物同时使用,两类药物联用不能产生协同保护靶器官作用,甚至可能增加低血压、肾脏损害和高钾血症等不良反应的发生风险。而其他降压药联用时,也可能会造成低血压及电解质异常的发生,故使用期间需特别注意血压、电解质等相关项目的监测。

表1 急性肾小球肾炎的常用治疗药物

常用药物	适应证	禁忌证	服用时间	不良反应	储存条件
血管紧张素转换酶抑制剂（ACEI类，依那普利、卡托普利、雷米普利等）	蛋白尿、高血压	①本品成分及相关化合物过敏者；②血管性水肿病史者；③肾动脉狭窄者；④妊娠期及哺乳期妇女	空腹	常见皮疹、干咳、心悸、味觉迟钝；较少见蛋白尿、眩晕、头痛、昏厥、血管性水肿、心率快而律不齐、面部潮红或苍白及白细胞和粒细胞减少等	遮光、密封保存
血管紧张素Ⅱ受体拮抗剂（ARB类，缬沙坦、厄贝沙坦、氯沙坦等）	蛋白尿、高血压	同ACEI类	空腹	常见头痛、眩晕、心悸等、偶有咳嗽、腹泻、偏头痛、转氨酶增加、白细胞及血小板减少。罕见荨麻疹及血管神经性水肿	遮光、密封、在阴凉处保存
钙通道阻滞剂（硝苯地平、氨氯地平、维拉帕米等）	高血压、冠心病、心绞痛	急性心力衰竭、病态窦房结综合征、心脏传导阻滞、妊娠期及哺乳期妇女	空腹或餐后	踝部水肿、头痛、潮红、房室传导阻滞、心功能抑制	遮光、密封保存
β受体拮抗剂（美托洛尔、普萘洛尔、卡维地洛）	高血压	急性心力衰竭、支气管哮喘及房室传导阻滞、妊娠期妇女	餐后	诱发或加重支气管哮喘；心功能抑制等	遮光、密封保存
利尿剂（氢氯噻嗪、呋塞米）	水肿、高血压、急性心力衰竭、急性肾损伤	无尿、低血容量、心律失常、妊娠期妇女	餐后	水、电解质紊乱、血尿酸升高、血糖、血脂代谢紊乱、过敏反应等	遮光、密封保存
青霉素（阿莫西林等）	扁桃体炎	有青霉素类药物过敏或青霉素皮肤试验阳性患者	餐后	胃肠道反应、过敏反应、赫氏反应、二重感染等	密闭，在干燥处保存

🫘 特殊人群用药指导

1. 儿童及青少年用药指导　　5～14岁AGN发病较为多见,防治感染是AGN的预防根本,减少呼吸道及皮肤感染,对急性扁桃体炎、猩红热等患儿应尽早使用敏感抗生素彻底治疗。对症治疗主要是纠正其病理生理过程,如水钠潴留、血容量过大等,防治急性期并发症,保护患儿肾功能,以利其自然恢复。患儿服药期间,家长应注意观察使用利尿剂后患儿的体重、尿量、水肿变化等。若使用硝普钠,应严密监测血压变化,注意保护穿刺部位,避免活动,以免药液外渗发生组织坏死。如发现患儿哭闹不止,穿刺点红肿,液体输入不畅,应及时通知医护人员。

2. 妊娠期妇女用药指导　　AGN合并妊娠患者禁用ACEI和ARB类药物,哺乳患者如确需使用,应暂停哺乳,具体药物选择应遵医嘱。但妊娠期妇女用药期间需在专科医师的指导下定期开展产前检查,严密监测胎儿的发育情况。

3. 老年人用药指导　　老年AGN患者具体药物选择应遵医嘱,但由于老年人肝肾功能多有不同程度的减退,用药期间需加强监测血常规、肝肾功能等指标。

🫘 用药案例解析

案·例·1

病史:患者,男性,45岁,诊断为AGN(有高尿酸血症病史),入院予以氯沙坦治疗,病程中患者血压控制不佳,后予哌唑嗪以强化治疗,蛋白尿症状改善,但偶有头晕、头痛症状,未予重视，后久坐后站立突然晕倒，检查发现血压明显降低。

解析：由于患者有高尿酸血症病史，故对该AGN患者而言，氯沙坦成为首选药物，一般临床使用较为安全，但其与哌唑嗪同属降压药，在加强血压控制时，极有可能由于血压过度下降或者直立性低血压的出现而导致晕厥。建议患者在规范治疗的同时，按医师或临床药师的要求，定期门诊随访相关检查，了解相关的药品不良反应，以保证用药的安全及有效。

案·例·2

病史：患儿，女，9岁，因"高热、咽痛、眼睑水肿、头痛、腰酸痛2天"急诊入院。询问病史获知，其入院前2周因发热、咽痛数日至当地诊所治疗，经退热药及抗生素（具体不详）治疗后症状好转，其间，患儿小便次数较前减少，尿混浊。入院诊断为链球菌感染后AGN。入院后经卧床休息，低蛋白质、低盐饮食并结合利尿、降压、抗感染治疗1个月后康复。

解析：该患儿进展为AGN可能与呼吸道感染未及时使用敏感抗生素彻底治疗有关。对该患儿需要注意如下：治疗上主要是对症缓解，针对其血压升高、水肿、少尿、血尿等症状进行用药；生活上，治疗前2周应以卧床休息为主，待水肿消退、血压降至正常、肉眼血尿消失后，可下床轻微活动，血沉正常后可上学，但仍需避免体育活动。饮食上，一般低盐、低蛋白质，等尿量增多、肾功能恢复正常后应尽早恢复蛋白质供应，以保证患儿生长发育需求。

温馨提示

（1）AGN患者不能随意停药或减量，否则会导致疾病的加重或复发。

（2）AGN患者治疗期间，应遵医嘱定期门诊随访。

用药常见问题解析

Q1 在服用治疗AGN疾病的药物期间，可以哺乳吗？

答： 通常哺乳期妇女服用药物期间建议停止哺乳。若说明书未给出明确的禁忌慎用说明，可选择错开哺乳时间进行用药，药物在使用前最好先咨询专科医师或药师意见。

Q2 儿童扁桃体炎反复发作，会导致AGN的发生吗？该怎么办？

答： 对于幼龄儿童而言，扁桃体是很重要的免疫器官，但如果经常发生炎症，则可能成为"病灶"，从而导致其他器官的病变，如致使AGN发生。因此，应根据患儿具体情况，权衡利弊后判断是否需要对扁桃体进行切除，不能只考虑其免疫作用而忽视其不良作用。

江　佳　汪魏平

疾病二 急进性肾小球肾炎

疾 病 概 述

🍑 概述

急进性肾小球肾炎（rapidly progressive glomerulonephritis, RPGN）是以急性肾炎综合征（血尿、蛋白尿、水肿和高血压）、肾功能急剧恶化、多在早期出现少尿性急性肾衰竭等为临床特征，病理类型为新月体性肾小球肾炎的一组疾病，又名新月体性肾炎。本病为一少见疾病，但病情危重、预后差，一般要求及时乃至急诊肾活检以力争早期诊断。如能早期明确诊断并根据各种不同的病因及时采取正确的治疗，可以有效改善患者的预后。

🍑 发病原因

急进性肾小球肾炎是由多种原因所致的一组疾病，包括原发性急进性肾小球肾炎、继发于全身性疾病（如系统性红斑狼疮肾炎）的急进性肾小球肾炎和在原发性肾小球病（如系膜毛细血管性肾小球肾炎）的基础上形成广泛的新月体，即病理类型为新月体性肾小球肾炎。原发性急进性肾小球肾炎病因尚未完全明确，约半数以上患者有上呼吸道感染的病史,少数为链球菌感染,多数为病毒感染。急进性肾小球肾炎的发生可能与接触某些有机化学溶剂、碳氢化合物如汽油,某些药物如丙硫氧嘧啶、肼屈嗪等,其他如吸烟、吸毒、遗传等多种因素有关。

临床表现

急进性肾小球肾炎根据免疫病理可分为三型,我国以Ⅱ型略为多见;Ⅰ型有两个发病高峰,分别为20～40岁和60～80岁,男性多见于第一个高峰,而女性多见于第二个高峰。Ⅱ型和Ⅲ型常见于中老年患者,男性略多。该病多起病急骤,患者多表现为急进性肾炎综合征:血尿、蛋白尿、水肿和高血压,短期内达到少尿、无尿,肾功能迅速恶化,数周内或数月内达到尿毒症水平,患者常伴有中度贫血。Ⅱ型患者约半数可伴肾病综合征,Ⅲ型患者常有不明原因的发热、乏力、关节痛等系统性血管炎等表现。

治疗选择

RPGN的治疗方案取决于是否为新月体性肾炎及其肾脏病理类型。

1. 一般治疗　　支持对症治疗。

2. 药物治疗　　明确病因后根据病理类型确定治疗方案。

3. 其他治疗　　肾功能严重受累可给予血浆置换疗法和替代透析治疗。

预后

患者若能得到及时明确的诊断和早期强化治疗,预后可得到显著改善。早期强化治疗可使部分患者缓解,避免或脱离透析,甚至少数患者肾功能完全恢复。若诊断不及时，早期未接受强化治疗，患者多于数周至半年内进展至不可逆的慢性肾衰竭。本病缓解后的长期转归，以逐渐转为慢性病变并发展为慢性肾衰竭较为常见，故应特别注意采取措施保护残存肾功能，延缓疾病进展和慢性肾衰竭的发生。

药 物 治 疗

治疗目标

早期作出病因诊断和免疫病理分型，尽快强化治疗。保护肾脏功能，延缓疾病进展，防治并发症，改善患者生活质量。

常用药物

主要包括糖皮质激素、细胞毒药物及支持对症治疗药物，见表2。

联合用药注意事项

糖皮质激素（泼尼松/甲泼尼龙）常与免疫抑制剂（环磷酰胺）联合用于急进性肾小球肾炎的免疫抑制治疗，但以上两种药物都可导致机体免疫力下降，从而增加感染的风险。治疗期间应注意预防感冒，避免去人群密集的地方，必要时需戴口罩。

特殊人群用药指导

1. 儿童用药指导　儿童急进性肾小球肾炎较为少见，可选择泼尼松、甲泼尼龙、青霉素、ACEI/ARB使用，具体药物选择应遵医嘱。但由于儿童机体发育尚未完全，使用泼尼松、甲泼尼龙也应尽量短期使用，以避免或降低糖皮质激素对患儿生长和发育的影

表2　急进性肾小球肾炎的常用治疗药物

常用药物	适应证	禁忌证	服用时间	不良反应	储存条件
甲泼尼龙	Ⅱ、Ⅲ型急进性肾小球肾炎冲击治疗，诱导及维持治疗，尤其适用于肝功能受损的患者	①全身性真菌感染；②已知对甲泼尼龙片或甲泼尼龙注射剂配方中的任何成分过敏者；③禁止对正在接受皮质类固醇类免疫抑制剂治疗的患者使用活疫苗或减毒活疫苗；④儿童、某些传染性疾病（如精神病、糖尿病、高血压、肺结核）或某些病毒引发的疾病（如疱疹和波及眼部的带状疱疹）的患者，应进行严格的医疗监督并尽可能缩短疗程	早餐后顿服	可见失眠、感染、消化性溃疡、高血压、糖尿病、骨质疏松、肌肉萎缩、白内障、伤口愈合延缓等	密封，15～25℃保存
泼尼松	Ⅱ、Ⅲ型急进性肾小球肾炎治疗后序贯治疗	①肾上腺皮质激素类药物过敏者禁用；②真菌和病毒感染者禁用；③高血压、血栓症、消化性溃疡、精神病、电解质代谢异常、心肌梗死、内脏手术、青光眼等患者不宜使用	早餐后顿服	同甲泼尼龙	遮光，密封（10～30℃）保存

(续表)

常用药物	适应证	禁忌证	服用时间	不良反应	储存条件
环磷酰胺	Ⅱ、Ⅲ型急进性肾小球肾炎免疫抑制治疗	①骨髓抑制、感染、肝肾功能损害者禁用或慎用；②对本品过敏者；③孕妇及哺乳期妇女	单次快速静脉注射或短时间静脉滴注；口服	可致骨髓抑制、食欲减退、恶心、呕吐及出血性膀胱炎、还包括脱发、口腔炎、中毒性肝炎、皮肤色素沉着、月经紊乱、无精子或减少及精子减少及肺纤维化等	遮光、密封，在30℃以下保存
血管紧张素转换酶抑制剂(ACEI类、依那普利、卡托普利、雷米普利等)	蛋白尿、高血压		参见急性肾小球肾炎的【常用药物】		
血管紧张素Ⅱ受体拮抗剂(ARB类、缬沙坦、厄贝沙坦、氯沙坦等)	蛋白尿、高血压		参见急性肾小球肾炎的【常用药物】		

响,要密切观察不良反应,如儿童或少年患者长期使用糖皮质激素发生骨质疏松症、股骨头缺血性坏死、青光眼、白内障的危险性都增加。尽量避免使用长效激素(如地塞米松),口服小剂量中效激素(泼尼松、甲泼尼龙),隔日疗法可减轻对生长的抑制作用。

2. 老年人用药指导　　老年急进性肾小球肾炎患者可选择泼尼松、甲泼尼龙、环磷酰胺、ACEI/ARB 使用,具体药物选择应遵医嘱。但由于老年人肝肾功能有不同程度的生理性减退,用药期间需加强血常规、肝肾功能和常见不良反应的监测。环磷酰胺有生殖毒性,可能导致不育:男性睾丸萎缩、血中促性腺激素增加、不可逆的精子生成障碍;女性卵巢早衰、卵巢功能紊乱、少经、排卵异常,偶见不可逆的排卵失调,伴有闭经、雌激素下降及相关综合征。应根据病情需要慎重选用。

3. 妊娠期及哺乳期妇女用药指导　　妊娠期妇女使用糖皮质激素可增加胎盘功能不全、新生儿体重减少或死胎的发生率,应权衡利弊使用。急进性肾小球肾炎合并妊娠患者禁用环磷酰胺、ACEI/ARB,具体药物选择应遵医嘱,并且用药期间需在专科医师的指导下定期开展产前检查,严密监测胎儿的发育情况。哺乳期妇女禁用环磷酰胺,其他药物应在医师指导下谨慎选择和使用,用药期间应暂停哺乳。

🐾 用药案例解析

案·例·1

　　病史:患者,男性,70 岁,诊断为急进性肾小球肾炎后予以卡托普利降压治疗,血压控制较好,但经常出现刺激性干咳,未予以重视,后咳嗽加重影响夜间睡眠。

解析：咳嗽是卡托普利常见的不良反应，是由卡托普利引起缓激肽积聚、刺激呼吸道而引起。咳嗽多于第一次服药后3～7天内出现，往往夜间加重。服用该药一旦发生不能耐受的干咳，应立即停药。建议患者停用该药，调整治疗方案。该患者改用缬沙坦降压治疗以后，随访无干咳的不良反应发生。

案例 2

　　病史：患者，女性，45岁，1周前出现上呼吸道感染，后出现眼睑水肿，尿少伴有大量泡沫，自行口服中草药治疗，1天前出现无尿，入住当地医院予以肾穿刺及肾脏病理活检术，诊断为Ⅰ型急进性肾小球肾炎伴肾小管间质肾炎，给予血浆置换及甲泼尼龙冲击治疗，病情缓解后出院。

　　解析：20%～60%的Ⅰ型急进性肾小球肾炎患者有上呼吸道感染的前驱病史，起病迅速，多表现为急进性肾炎综合征（血尿、蛋白尿、水肿、高血压），肾功能迅速恶化，如不能及时确诊和规范治疗，会导致尿毒症。不规范地使用中草药，不仅不能控制疾病进展，还可能伴发小管间质性肾炎以及药物性肝损害。建议患者要及时到正规医院予以规范诊断和治疗，在医师或药师的指导下，合理选择治疗方案和治疗药物。

温馨提示

　　（1）急进性肾小球肾炎患者使用泼尼松口服序贯治疗应严格按照医嘱逐渐减量，不能骤然停药，否则会导致疾病的加重或复发。

　　（2）急进性肾小球肾炎患者用药期间，应遵医嘱定期门诊随访。

用 药 常 见 问 题 解 析

Q1　在用药治疗急进性肾小球肾炎期间，可以哺乳吗？

答：使用环磷酰胺和ACEI/ARB类药物治疗的患者不建议哺乳。皮质类固醇类激素可随乳汁分泌，分泌到母乳中的皮质类固醇可能会干扰内源性糖皮质激素的生成，因此哺乳期妇女用药期间应暂停哺乳。青霉素类药物有少量从乳汁中分泌，哺乳期妇女用药时宜暂停哺乳。所有药物在使用前仍需咨询专科医师或药师。

Q2　泼尼松应该如何服用？有哪些注意事项？

答：泼尼松等糖皮质激素一般建议早餐后一次性服用，以减少对内分泌系统的影响和胃肠道的刺激。在服用糖皮质激素期间，应避免到人多的地方去，尤其是流感高发期；应严格按医嘱服用药物，不可盲目减量或停药。长期服用激素时，尤其是老年患者，可能会导致骨质疏松、股骨头坏死等，应定期检查骨密度，适当的负重体育锻炼有助于保持骨密度，使用阿法骨化醇和钙剂可有效预防糖皮质激素导致的骨质疏松；糖尿病患者应注意监测血糖变化，及时调整降血糖药物，防止血糖升高；胃溃疡活动期尽量不用，有慢性胃炎者注意同时使用胃黏膜保护剂或质子泵抑制剂，减轻胃肠道不适。

Q3 男性患者准备生育，能不能停药？

答： 某些治疗急进性肾小球肾炎的药物如环磷酰胺可能会影响男性患者的生育能力，如出现无精子或精子减少，建议咨询专科医师，权衡利弊，慎重选择。建议男性患者备孕前咨询专科医师进行治疗药物的选择或调整。

Q4 使用环磷酰胺出现尿频、尿急等反应怎么处理？

答： 环磷酰胺的代谢产物丙烯醛对尿路有刺激性，可导致出血性膀胱炎，表现为膀胱刺激症状如尿频、尿急、尿痛、少尿、血尿及蛋白尿，因此要鼓励患者服药期间多饮水，大剂量使用时应水化，利尿，同时给予尿路保护剂美司钠。

Q5 急进性肾小球肾炎患者再患其他疾病如何处理？如感冒、发热了怎么办？治疗这些疾病的药物对急进性肾小球肾炎的病情有影响吗？

答： 大部分用药不会影响急进性肾小球肾炎的治疗，但建议患者并发其他疾病时，应到医院就诊，并务必告知其他科的医师您患有急进性肾小球肾炎，以便于医师可以根据您的病情和肾功能状况选择合适的治疗药物。

汪慧芳　汪魏平

疾病三 肾病综合征

疾 病 概 述

概述

　　肾病综合征（nephrotic syndrome, NS）是指大量蛋白尿［成人尿蛋白 > 3.5 克 / 天，儿童 > 50 毫克 /（千克体重·天）］、低白蛋白血症（≤ 30 克 / 升）、明显水肿和（或）高脂血症等的一组临床表现相似的综合征。肾病综合征是由多种病因引起肾脏损害，肾小球基底膜通透性增加，导致大量蛋白尿的一组疾病。

　　肾病综合征是老年人肾小球疾病中最常见的临床类型，其发病率高于青壮年。肾病综合征是儿童最常见的肾小球疾病，年发病率为 1/10 万～ 3/10 万，国外报道 16 岁以下人口年发生率约为 1/50 000，中国各地区协作调查统计原发性肾病综合征是儿科最常见的肾脏疾病之一。因本病住院的人数有逐年增加的趋势。

发病原因

　　肾病综合征根据病因可分为原发性和继发性。排除继发性因素后，即为原发性肾病综合征。继发性肾病综合征的原因很多,常见有糖尿病肾病、系统性红斑狼疮性肾炎、乙肝病毒性肾炎、肾淀粉样变、新生物、药物及感染引起的肾病综合征。原发性肾病综合征的发病机制尚未完全明了,一般认为机体通过免疫反应或非免疫机制,破坏肾小球毛细血管壁电荷屏障及分子屏障,产生大量蛋白尿。引起原发性肾病综合征的病理类型有多种,以微小病变肾病、膜性肾病、IgA肾病、局灶节段性肾小球硬化症(focal segmental glomerulosclerosis, FSGS)及系膜毛细血管性肾炎最常见。

🫀 临床表现

肾病综合征可隐匿或急性起病,诱因不明确,有诱因者往往为上呼吸道感染、肠炎、皮肤感染或各种过敏等。临床主要表现为水肿及蛋白尿。水肿首先发生在组织疏松的部位,如眼睑或颜面部、足踝部,晨起明显,严重时可涉及下肢及全身。另外,临床表现常见血浆蛋白浓度的改变(如低蛋白血症等)、高脂血症、高血压及肾功能减退。

数据显示,青壮年以微小病变、IgA肾病、狼疮肾炎、系膜增生性肾小球肾炎为主要病因,中老年(>60岁)则以原发性膜性肾病、微小病变、乙型肝炎病毒相关性肾炎和肾脏淀粉样变最多见。

🫀 治疗选择

1. 一般治疗　　有严重水肿及低蛋白血症者需卧床休息。水肿消失、一般情况好转后可起床活动。给予正常量的优质蛋白质饮食,水肿时应低盐。

2. 内科药物治疗　　包括抑制免疫与炎症反应和对症治疗,前者主要使用糖皮质激素、细胞毒药物及免疫抑制剂(如环孢素、吗替麦考酚酯及他克莫司等),后者主要包括减少蛋白尿、利尿消肿、降压降脂及抗凝治疗等。

🌿 预后

蛋白尿完全缓解及肾功能稳定,是肾病综合征预后良好的重要指标。肾病综合征治疗反应可分为完全缓解、部分缓解、激素敏感、激素抵抗、激素依赖及复发等。

有研究显示,影响肾病综合征疗效的因素包括肾活检前尿蛋白水平、病理类型。免疫抑制剂疗效因病理类型而异,其中微小病变缓解率最高,而FSGS易出现持续蛋白尿,疗效最差。一项研究提示,75岁以上的超高龄患者的肾病综合征缓解明显滞后。

───── 药 物 治 疗 ─────

🌿 治疗目标

原发性肾病综合征治疗目标为最大限度长期维持蛋白尿缓解,减少肾病综合征的复发,减慢肾小球硬化的速度,延缓肾脏病的进展及其并发症的发生,从而改善生活质量和延长肾脏存活时间。

🌿 常用药物

主要包括糖皮质激素、细胞毒药物、免疫抑制剂及利尿剂、调脂药等,见表3。

🌿 联合用药注意事项

1. 糖皮质激素(泼尼松/甲泼尼龙)　　常与细胞毒药物(环磷酰胺)或免疫抑制剂(环孢素、吗替麦考酚酯和他克莫司)联合

表3 肾病综合征的常用治疗药物

常用药物	适应证	禁忌证	服用时间	不良反应	储存条件
环孢素	激素无效,或激素依赖或复发的难治性肾病综合征	① 对环孢素及其任何赋形剂过敏者;② 未控制的高血压;③ 未控制的感染;④ 已知和确诊的任何类型的恶性肿瘤史	每天剂量分早晚服用,间隔12小时,可空腹或与食物(混合牛奶、巧克力牛奶、橙汁,不要混合葡萄柚汁)同服	可致肾毒性(包括血清肌酐、尿素氮升高、肾小球滤过率减低等)、肝功能损害、感染、疲劳、头痛、震颤、多毛、胃肠功能紊乱、牙龈增生伴出血疼痛等	遮光、密封,室温(10~25℃)保存
吗替麦考酚酯	激素无效,或激素依赖或复发的难治性肾病综合征	① 对吗替麦考酚酯、麦考酚酸或该药物中的其他成分有超敏反应的患者;② 本品静脉制剂禁用于对聚山梨醇酯80有超敏反应的患者;③ 妊娠及哺乳期妇女	每天剂量分早晚空腹服用,间隔12小时	可致腹泻、消化不良、恶心、呕吐、白细胞减少症、败血症、感染及贫血等	避光,15~30℃保存
他克莫司	激素无效,或激素依赖或复发的难治性肾病综合征	① 妊娠;② 对他克莫司或其他大环内酯类药物过敏者;③ 对胶囊中其他成分过敏者	每天剂量分早晚服用,间隔12小时;建议空腹或至少在餐前1小时或餐后2~3小时	可致感染、肾功能异常(包括血肌酐升高、尿素氮升高、尿量减少等)、血糖升高、震颤、头痛、感觉异常、失眠、高血压、贫血、腹泻、恶心、脱发、多毛、关节痛等	遮光、密封,室温(25℃以下)保存

（续表）

常用药物	适应证	禁忌证	服用时间	不良反应	储存条件
利尿剂（呋塞米、托拉塞米、氢氯噻嗪、螺内酯等）	利尿、降压、消除水肿	（1）呋塞米：①对本品及磺胺药、噻嗪类利尿药过敏者；②妊娠3个月以内妇女；（2）托拉塞米：①肾衰竭无尿期、肝性脑昏迷前期或昏迷、低血压、血容量不足、低钠血症、低钾血症、严重排尿障碍；②已知对托拉塞米或磺胺磺脲类过敏的患者；③12岁及以下儿童	建议清晨口服	常见可致失水、电解质紊乱,少见过敏、视觉模糊、头晕、食欲缺乏、恶心、呕吐、骨髓抑制、肝功能损害、高糖血症、高尿酸血症、耳鸣、听力障碍等	遮光、密封保存
调脂药（阿托伐他汀、辛伐他汀、瑞舒伐他汀、普伐他汀等）	调节血脂紊乱	①活动性肝病；②血清转氨酶持续升高超过正常上限3倍且原因不明者；③已知对本品中任何成分过敏者；④妊娠期及哺乳期妇女	建议睡前服用	可致横纹肌溶解与肌病、肝酶异常、便秘、胃肠胀气、消化不良、恶心、腹泻、过敏、头痛、头晕、感觉异常、皮疹、瘙痒等	遮光、密闭保存
调脂药（非诺贝特、苯扎贝特等）	调节血脂紊乱	①对本药过敏者；②有胆囊疾病史、患胆石症的患者；③严重肾功能不全、肝功能不全、原发性胆汁性肝硬化或不明原因的肝功能持续异常的患者；④妊娠期及哺乳期妇女	建议与食物同服	可致腹部不适、腹泻、便秘、乏力、头痛、失眠、肌疾、肌病和横纹肌溶解综合征,可引起胆囊疾病	遮光、密封保存

（续表）

常用药物	适应证	禁忌证	服用时间	不良反应	储存条件
华法林	抗凝	①肝肾功能损害、严重高血压、凝血功能障碍伴有出血倾向、活动性溃疡、外伤、先兆流产、近期手术者；②妊娠期妇女	口服	过量易致出血，可致恶心、呕吐、腹泻，偶发性皮疹、过敏反应及皮肤坏死	遮光、密封保存
钙离子拮抗剂（氨氯地平、非洛地平、硝苯地平等）	降压	①对本药过敏者；②妊娠期妇女	空腹口服	可致面色潮红、头痛、头晕、心悸和疲劳，可致轻微的牙龈肿大、踝部水肿、皮疹、瘙痒等	遮光、密封保存
泼尼松	中重度蛋白尿患者的缓解		参见急进性肾小球肾炎的［常用药物］	参见急进性肾小球肾炎的［常用药物］	
甲泼尼龙	中重度蛋白尿患者的缓解		参见急进性肾小球肾炎的［常用药物］	参见急进性肾小球肾炎的［常用药物］	
血管紧张素转换酶抑制剂（ACEI类，依那普利、卡托普利、雷米普利等）	蛋白尿、高血压		参见急进性肾小球肾炎的［常用药物］	参见急进性肾小球肾炎的［常用药物］	
血管紧张素Ⅱ受体拮抗剂（ARB类，缬沙坦、厄贝沙坦、氯沙坦等）	蛋白尿、高血压		参见急进性肾小球肾炎的［常用药物］	参见急进性肾小球肾炎的［常用药物］	
环磷酰胺	激素无效，或激素依赖或反复发作的难治性肾病综合征		参见急进性肾小球肾炎的［常用药物］	参见急进性肾小球肾炎的［常用药物］	

用于激素无效或激素依赖或复发的难治性肾病综合征患者,但这些药物均可导致机体免疫力下降,从而增加感染的风险,使用期间需特别注意。

2. 免疫抑制剂(环孢素、他克莫司和吗替麦考酚酯)　在使用过程中,因个体差异较大,和很多药物之间可能存在相互作用,因此需定期监测血液药物浓度。

3. 他汀类调脂药物　与环孢素合用时宜减量,以免加重其毒性;与华法林合用时宜减量,避免增强华法林的抗凝效果。

4. 抗凝剂华法林　使用抗凝剂华法林时应注意,该药和很多药物之间可能存在相互作用,如抗血小板药物(阿司匹林、氯吡格雷等)、胺碘酮、非甾体类抗炎药(阿司匹林、吲哚美辛、保泰松、塞来昔布、对乙酰氨基酚)、别嘌醇、甲硝唑、大环内酯类(红霉素、克拉霉素)、氯霉素、氨基糖苷类抗生素、头孢菌素类(头孢唑啉、头孢哌酮)、青霉素类(阿莫西林、克拉维酸钾)、喹诺酮类(左氧氟沙星、环丙沙星、莫西沙星)、磺胺类(磺胺甲噁唑)、三唑类抗真菌药(氟康唑、咪康唑)、西咪替丁、右旋甲状腺素、三环类抗抑郁药(丙咪嗪)和某些中草药(如丹参、当归、银杏叶、大蒜、黄连、黄柏、番木瓜、茴香、洋甘菊、丁香、郁金香、姜)等可增强抗凝作用;而苯妥英钠、巴比妥类、口服避孕药、雌激素、考来烯胺、利福平、维生素K及其衍生物辅酶Q_{10}、螺内酯和某些中草药(西洋参、人参、金丝桃、贯叶连翘、宁夏枸杞、花茎甘蓝)等则可降低抗凝作用,使用过程中应加强监测。

🍃 特殊人群用药指导

1. 儿童用药指导　儿童肾病综合征的病理类型多见微小病变型,临床治疗以激素为主,可选择泼尼松、甲泼尼龙,使用原则应遵循"起量要足、缓慢减量、维持要长"。不推荐儿童患者使用他克莫司，3岁以下儿童禁用环孢素。其他临床症状宜对症处理，具体药物选择应遵医嘱。但由于儿童机体发育尚未完全，使用泼尼松、甲泼尼龙时应加强监测，预防不良反应的发生。

2. 青少年用药指导　　青少年IgA肾病患者可选择ACEI/ARB、泼尼松、甲泼尼龙、硫唑嘌呤、环孢素、吗替麦考酚酯等使用，具体药物选择应遵医嘱。注意青少年长期使用泼尼松、甲泼尼松必须密切观察，因长期使用糖皮质激素后，发生骨质疏松症、股骨头缺血性坏死、青光眼、白内障的危险性增加。18岁以下青少年使用他克莫司的安全性和有效性尚不明确，故不推荐使用。

3. 老年人用药指导　　老年肾病综合征患者常见病理类型为膜性肾病，根据患者蛋白尿水平和肾功能分层不同，可选择ACEI/ARB、泼尼松、甲泼尼龙、环磷酰胺、环孢素、他克莫司及吗替麦考酚酯使用，具体药物选择应遵医嘱。但由于老年人肝肾功能多有不同程度的减退，用药期间需加强监测血常规、肝肾功能等指标，老年患者使用他克莫司时要注意血糖变化。

4. 妊娠期妇女用药指导　　妊娠期肾病综合征可分为四种类型，是否能成功妊娠，主要取决于肾功能状态、蛋白尿及血压，子痫是引起孕产妇和胎婴儿死亡的主要原因之一，因此应加强监测，监测肾功能、血压，防止先兆子痫和子痫，适时终止妊娠，以减少孕产妇和胎婴儿的死亡。

妊娠患者禁用ACEI/ARB、环磷酰胺，吗替麦考酚酯用于妊娠期妇女可能对胎儿造成致命性伤害，应避免使用。使用吗替麦考酚酯的患者应严格避孕，如治疗过程中妊娠，应与医师讨论是否能继续妊娠。而泼尼松、甲泼尼龙、环孢素相对安全，但糖皮质激素用于妊娠期妇女可增加胎盘功能不全、新生儿体重减轻或死胎的发生率,故妊娠期妇女用药应权衡利弊,具体药物选择应遵医嘱。他克莫司可透过胎盘屏障,妊娠期使用本药可能导致早产及新生儿高钾血症和肾功能不全,故妊娠期妇女用药前应权衡利弊,分娩后应监测新生儿潜在的不良反应。妊娠期妇女用药期间需在专科医师的指导下定期开展产前检查,严密监测胎儿的发育情况。

🍃 用药案例解析

案·例·1

病史:患者,男性,16岁,诊断为肾病综合征微小病变型后,予以足量激素规范治疗,水肿及蛋白尿症状控制较好,未遵医嘱自行减量,出现水肿加重,伴小便量明显减少,蛋白尿4+再次入院。

解析:对于微小病变型肾病综合征,首选糖皮质激素治疗,并且需要足量、足疗程治疗,足量激素[1毫克/(千克体重·天)]可用至12周,症状缓解后需在医师指导下缓慢减量,减量过快、过早易导致疾病复发。

案·例·2

病史:患者,男性,51岁,4个月前因"双下肢肿胀,尿泡沫增加",就诊于当地医院,给予消炎等治疗(具体不详),症状无明显改善。后自服中药2个月余,症状无改善,因左下肢肿胀加重伴疼痛20余天入院。急诊彩超提示：左下肢深静脉血栓形成，入院予以肾脏穿刺，明确病理类型为膜性肾病，予以口服激素＋环磷酰胺联合治疗方案。

　　解析：肾病综合征患者因出现大量蛋白尿，导致血清白蛋白极低，机体处于高凝状态，尤其是膜性肾病型患者好发血栓，血栓可发生于下肢静脉，出现下肢静脉的肿胀、疼痛，还可发生于肺、脑等多个部位，严重者甚至危及生命，因此应尽快入院规范诊疗。对于膜性肾病患者，单独使用糖皮质激素治疗反应性差，一般需联合细胞毒药物或免疫抑制剂治疗。膜性肾病一般进展缓慢，应关注其并发症的规范治疗，建议患者应在正规医院予以规范诊断和治疗，在医师或药师的指导下，合理选择治疗方案和治疗药物，延缓疾病进展。

温馨提示

　　（1）肾病综合征患者不能随意停药或减量，否则会导致疾病的加重或复发。

　　（2）肾病综合征患者用药期间，应遵医嘱定期门诊随访。

用药常见问题解析

Q1　在服用激素进行肾病综合征治疗期间，什么时候可以减药或停药？出现体重增加、面部痤疮能停药或换药吗？

答：　足量糖皮质激素治疗是肾病综合征的主要方案，应足量足疗程使用，不能随意停药或换药，除非出现不能耐受的不良反应,或病情属于反复复发/激素依赖型的需考虑联用其他药物,应在医师指导下变更治疗方案,不可自行改变,良好的依从性是治疗成功的重要保证。对于长期较大剂量使用糖皮质激素可能出现的不良反应,可予以预防,如通过限制糖盐的摄入量来控制体重过快增长,适度地面部清洁、护理有利于预防痤疮的发生,必要时可同时予以钙剂、活性维生素D等预防骨质疏松的发生。

Q2　患者现在在服用环孢素,有哪些注意事项呢?

答: 环孢素属于免疫抑制剂,应遵医嘱服用,每天剂量平均分2次服用,一般建议早晚8时2次空腹服用,可以与食物(混合牛奶、巧克力牛奶、橙汁)同服,但不要混合葡萄柚汁服用。有很多药物会影响环孢素A的血药浓度,如与辛伐他汀或阿托伐他汀联用时,有可能增加横纹肌溶解和急性肾衰竭的风险,应减少他汀药物的剂量,与大环内酯类抗生素(如红霉素、阿奇霉素等)、酮康唑、氟康唑、地尔硫䓬、口服避孕药、别嘌醇和秋水仙碱等联用时,可能增加环孢素的血药浓度,易导致不良反应的发生,因此在环孢素使用过程中应定期监测其血药浓度,需要联合使用其他药物时要向医师或药师咨询。在肾病综合征的治疗中,环孢素常与糖皮质激素联用,可能导致机体免疫力下降,更应避免发生感染,平时防寒保暖,锻炼体质,劳逸结合,关注个人卫生,少去人员嘈杂的公共场所。

Q3　他克莫司应如何服用?

答: 他克莫司一般建议将每天剂量分2次(早晨和晚上)服用,建议空腹用水送服,或者至少在餐前1小时或餐后2~3小时服用。长时间暴露在阳光下或行日光浴的患者要使用防晒霜。他克莫司与已知有肾毒性的药物（如氨基糖苷类、万古霉素、两性霉素 B 等）联合应用时应关注肾功能损伤。

Q4　患者在服用吗替麦考酚酯期间出现腹泻该怎么办？

答： 腹泻是吗替麦考酚酯最常见的不良反应之一，大部分患者可以耐受，或在减量后好转，然后仍可逐渐加至原剂量服用，如腹泻严重无法耐受，应及时来院就诊，由医师在排除因其他免疫抑制剂或其他药物同时应用对胃肠道的影响后，医嘱予以停药，并调整治疗方案。

Q5　患者现在正在服用吗替麦考酚酯，可以备孕吗？

答： 吗替麦考酚酯在动物实验中提示可能有致畸作用，因此育龄妇女服用该药前 6 周、服药期间及停药后 6 周内均应采取可靠的避孕措施，如治疗过程中妊娠，应与医师讨论是否能继续妊娠。

Q6　患者平时有服用西洋参的习惯，现在因为治疗需要加用华法林，可以继续服用吗？服用华法林期间有没有什么需要忌口的？

答： 华法林是抗凝剂，在临床使用中存在明显个体差异，过量极易发生出血，量不足易导致血栓的发生，因此使用中要定期监测出、凝血功能，建议服用期间每周复查一次。很多药物和食物会对华法林的抗凝作用产生影响，常见食物如大蒜、生姜、葡萄柚与华法林合用可使华法林抗凝作用增强；服用华法林的患者对食物中维生素 K 含量的变化很敏感，而绿叶蔬菜富含维生素 K，可减弱华法林的抗凝效果,建议每天绿叶蔬菜应定量。而人参和西洋参等含有人参皂苷,可增加华法林代谢,从而减弱华法林的抗凝作用,因此建议服用华法林期间暂停服用西洋参等补品。

Q7 肾病综合征患者再患其他疾病如何处理？如感冒、发热了怎么办？使用治疗这些疾病的药物对肾病综合征的病情有影响吗？

答： 肾病综合征患者可能同时存在其他并发症,治疗方案较为复杂,建议患者并发其他疾病时,应到医院就诊,并务必告知其他科的医师您患有肾病综合征及目前的药物治疗方案,以便于医师可以根据您的病情和肾功能状况选择合适的治疗药物。

汪　琳　徐文科

疾病四　IgA肾病

———— 疾 病 概 述 ————

概述

　　IgA肾病（IgA nephropathy, IgAN）是肾小球系膜区以IgA或IgA沉积为主的原发性肾小球疾病，是肾小球源性血尿最常见的病因。它是目前全球最常见的一种原发性肾小球疾病。其发病率具有明显地区和种族差异，亚洲是IgA肾病的高发区，在我国、日本和新加坡，IgA肾病占肾活检诊断原发性肾小球肾炎的30%～50%。

发病原因

　　IgA肾病的病因尚未完全明确，典型的发病常常继发于上呼吸道感染（咽炎、扁桃体炎）、胃肠道感染或泌尿系统感染后，出现发作性肉眼血尿（指肉眼看到血样或呈洗肉水样尿），目前认为这是由多因素相互作用所致，主要可能与免疫、微血管炎，以及多基因、多因素参与的遗传因素有关。

🦋 临床表现

该病多发于青壮年人群,80%的年龄分布在16～35岁,男性多于女性,比例为(2～6):1,临床表现多样,可表现为肾炎综合征、肾病综合征、急性肾衰竭、慢性肾衰竭等,最常见的是反复发作性肉眼血尿或镜下血尿,伴或不伴轻度的蛋白尿。随着病程的延长,高血压的发生率增高,部分患者会出现恶性高血压。

🦋 治疗选择

1. 一般治疗　　预防及治疗感染,最常见的感染是上呼吸道感染或胃肠道感染。

2. 内科药物治疗　　主要是减少尿蛋白的药物治疗,包括ACEI/ARB、糖皮质激素、细胞毒药物及免疫抑制剂(如环孢素、吗替麦考酚酯及他克莫司等),还有控制血压等其他对症治疗。

🦋 预后

大量临床研究显示,在确诊IgA肾病以后,每年1%～2%的患者发展为终末期肾病,在10～20年内10%～20%的患者会不可避免地持续进展至终末期肾病。其预后根据患者的临床表现及病理不同差别较大。大量研究发现,肾脏病理损害程度、24小时尿蛋白大于1克、发病时已有血肌酐升高是影响IgA肾病预后的最主要因素。

───── 药 物 治 疗 ─────

🦋 治疗目标

保护肾脏功能,延缓疾病进展,防治并发症,改善患者生活质量。

你用对了吗——肾脏疾病用药

🫘 常用药物

主要包括减少尿蛋白的药物,见表4。

表4　IgA肾病的常用治疗药物

常用药物	适应证	禁忌证	服用时间	不良反应	储存条件
硫唑嘌呤	重度蛋白尿,肾脏病理改变重且以增生性病变为主者	已知对本品高度过敏的患者	餐后	可致骨髓抑制、肝功能损害、畸胎,亦可发生皮疹,偶见肌萎缩	遮光,密封保存
血管紧张素转换酶抑制剂(ACEI类,卡托普利、贝那普利、雷米普利等)	蛋白尿、高血压	参见急性肾小球肾炎的【常用药物】			
血管紧张素Ⅱ受体拮抗剂(ARB类,缬沙坦、厄贝沙坦、氯沙坦等)	蛋白尿、高血压,尤其适用于ACEI不耐受的患者	参见急性肾小球肾炎的【常用药物】			
泼尼松	中重度蛋白尿患者的缓解	参见急进性肾小球肾炎的【常用药物】			
甲泼尼龙	中重度蛋白尿患者的缓解	参见急进性肾小球肾炎的【常用药物】			
环磷酰胺	重度蛋白尿,肾脏病理改变重且以增生性病变为主者	参见急进性肾小球肾炎的【常用药物】			

🫘 联合用药注意事项

糖皮质激素(泼尼松/甲泼尼龙)常与免疫抑制剂(环磷酰胺、硫唑嘌呤)联合用于重症患者,但以上两种药物都可使机体的免疫力下降,从而增加感染的风险,使用期间需特别注意。

🐾 特殊人群用药指导

1. 儿童用药指导　　10岁以下儿童IgA肾病较为少见,可选择ACEI/ARB、泼尼松、甲泼尼龙、硫唑嘌呤使用,具体药物选择应遵医嘱。但由于儿童机体发育尚未完全,使用泼尼松、甲泼尼龙时应加强监测,预防不良反应的发生。

2. 青少年用药指导　　青少年IgA肾病患者可选择ACEI/ARB、泼尼松、甲泼尼龙、硫唑嘌呤使用,具体药物选择应遵医嘱。但由于青少年期发育仍未完全,使用泼尼松及甲泼尼龙时也应加强监测,预防不良反应的发生。

3. 老年人用药指导　　老年IgA肾病患者可选择ACEI/ARB、泼尼松、甲泼尼龙、环磷酰胺、硫唑嘌呤使用,具体药物选择应遵医嘱。但由于老年人肝肾功能多有不同程度的减退,用药期间需加强监测血常规、肝肾功能等指标。

4. 妊娠期妇女用药指导　　IgA肾病合并妊娠患者禁用ACEI/ARB、环磷酰胺,而泼尼松、硫唑嘌呤相对安全,哺乳患者禁用环磷酰胺,停止哺乳的情况下可用ACEI/ARB,哺乳患者使用任何药物均建议暂停哺乳。具体药物选择应遵医嘱。但妊娠患者用药期间需在专科医师的指导下定期开展产前检查,严密监测胎儿的发育情况。

🐾 用药案例解析

案 例 1

病史:患者,男性,38岁,因泡沫尿就诊于当地医院,尿常规显示血尿++、蛋白尿++，体检示血压、心肾功能均正常，肾活检病理诊断为IgA肾病，肾脏科医师在给予口服降压药雷米普利强化治疗后，蛋白尿症状控制较好，但经常出现头晕，未予以重视，后突然出现晕倒，入院发现血压明显降低。那么该患者为什么血压正常还要口服降压药呢？

解析：ACEI/ARB已经被用作IgA肾病一线用药，其不仅具有降低血压的作用，而且具有降低蛋白尿、延缓肾功能减退的肾脏保护作用。因此可以用于血压正常的IgA肾病患者，有研究表明在患者耐受的情况下，可以逐渐增加ACEI/ARB药物剂量，直至尿蛋白<1克/天。雷米普利为ACEI类药物，在患者血压正常情况口服该药物需要小剂量开始，密切监测血压的情况下逐渐增加剂量，盲目增加剂量可能导致低血压，有效血容量不足，最终导致肾脏缺血性损伤。建议患者在规范治疗的同时，按医师或药师要求，定期门诊随访相关检查，以保证用药的安全、有效。

案例 2

病史：患者，女性，50岁，无明显诱因出现双下肢水肿10个月，当地医院诊断为IgA肾病伴新月体形成，肾脏科医师给予泼尼松龙40毫克/天，口服，并建议她半个月后复诊。该患者回家后半年期间一直自行在药房购买泼尼松龙口服,半年后出现颜面部肿胀、后背肥厚、下肢肌肉萎缩,并多饮、多食、多尿。来院复诊,检查提示患者空腹、餐后2小时血糖及糖化血红蛋白异常,考虑类固醇性糖尿病。给予控制血糖,逐步降低泼尼松龙口服剂量,补钙处理后该患者好转出院。

解析:糖皮质激素是IgA肾病的主要治疗药物之一,对患者做好用药教育,使患者正确了解糖皮质激素的用法及不良反应的预防与监护尤为重要。IgA肾病的治疗中,一般口服泼尼松龙$0.8 \sim 1$毫克/(千克体重·天)2个月后需缓慢逐渐减量,因此在治疗过程中需定期随诊,由医师调整用药方案,不可自行购买服用,更不能因为病情症状出现好转而擅自停药。糖皮质激素长期应用中易出现多种不良反应,患者应学会自我监测,了解出现反酸、黑便、口干、眼睛不适、情绪变坏等症状时往往提示激素相关不良反应,生活中应预防感染,定期到医院监测血压、血糖、血常规等指标,适当的负重体育锻炼,增加钙的摄入以预防骨折的发生。

温馨提示

(1) IgA肾病患者不能随意停药或减量,否则会导致疾病的加重或复发。

(2) IgA肾病患者用药期间,应遵医嘱定期门诊随访。

用药常见问题解析

Q1 在服用治疗 IgA 肾病的药物期间,可以哺乳吗?

答: 使用 ACEI/ARB 和环磷酰胺治疗的患者一般不建议哺乳。虽然硫唑嘌呤在乳汁中检测不到或小样本研究称只可检测到微量的代谢产物。糖皮质激素可有少量进入乳汁,可以在口服后 4 小时再哺乳。但所有药物在使用前仍需咨询专科医师或药师。

Q2 泼尼松应该如何服用? 患者需要补钙吗?

答: 泼尼松等糖皮质激素一般建议早餐后(早晨 8 时)一次性服用,以减少对内分泌的影响和胃肠道的刺激。在服用糖皮质激素期间,应避免到人多的地方去,尤其是流感高发期,避免被感染,应严格按医嘱服用药物,不可盲目减量或停药。治疗剂量糖皮质激素可能会导致骨质疏松、股骨头坏死等,应定期检查骨密度,适当的负重体育锻炼有助于保持骨密度,使用阿法骨化醇和钙剂可有效预防糖皮质激素导致的骨质疏松。

Q3 男性患者准备生育,能不能停药?

答: 某些治疗 IgA 肾病的药物可能会影响男性患者的生育能力,如出现无精子或精子减少,建议咨询专科医师,权衡利弊,慎重选择。而关于硫唑嘌呤,目前认为可以不停用。建议男性患者备孕前咨询专科医师进行治疗药物的选择或调整。

Q4 环磷酰胺片应该如何正确服用?

答： 环磷酰胺片一般早晨服用一次或三餐中用水送服,应注意的是,在服药期间应适当增加饮水量,减少药物对尿路的刺激。

Q5 硫唑嘌呤是否可以掰开服用?

答： 因硫唑嘌呤为骨髓毒性药物,直接用手掰开或弄碎可能会导致接触皮肤损伤,故绝不可掰开或弄碎服用。

Q6 使用硫唑嘌呤导致白细胞水平下降,患者该怎么办?

答： 硫唑嘌呤的常见不良反应包括白细胞减少,如患者血常规检查发现白细胞低于正常值需及时到医院就诊。专科医师将根据患者的检查结果决定是否继续使用硫唑嘌呤。一般白细胞轻度降低,可不停用硫唑嘌呤,同时口服升白细胞药物。若白细胞严重降低,则必须立即停用硫唑嘌呤,并住院治疗。

Q7 IgA肾病患者再患其他疾病如何处理? 如感冒、发热了怎么办? 用治疗这些病的药对IgA肾病的病情有影响吗?

答： 大部分用药不会影响IgA肾病的治疗,但建议患者并发其他疾病时,应到医院就诊,并务必告知其他科的医师您患有IgA肾病,以便于医师可以根据您的病情和肾功能状况选择合适的治疗药物。

汪 琳 徐文科

疾病五　狼疮性肾炎

疾病概述

概述

狼疮性肾炎（lupus nephritis，LN）是指系统性红斑狼疮（sustemic lupus erythematosus，SLE）较常见的且严重的并发症，至少50%以上的SLE患者临床上有肾脏受累的证据，表现为血尿、蛋白尿和（或）肾功能损害。其发病与免疫复合物形成、免疫细胞和细胞因子等免疫异常有关。狼疮性肾炎的病理学分型对于判断病情活动度及预后、制订治疗方案具有重要价值。应根据病情轻重程度不同个体化制订治疗方案。

分类

狼疮性肾炎根据病理按国际肾脏病学会/肾脏病理学会的分类标准分为Ⅰ型至Ⅵ型。Ⅰ型：系膜轻微病变型LN；Ⅱ型：系膜增生型LN；Ⅲ型：局灶型LN；Ⅳ型：弥漫型LN；Ⅴ型：膜型LN；Ⅵ型：进行性硬化型LN。

🍂 发病原因

系统性红斑狼疮是遗传、性激素、环境、感染、药物和免疫反应等多因素参与的一种特异性自身免疫性疾病。上述多种因素相互作用，引起机体免疫系统紊乱，其中最重要的特征是产生抗核抗体等多种自身抗体，后者与抗原形成免疫复合物，并伴有免疫细胞、细胞因子等免疫异常，这是系统性红斑狼疮多组织、器官损伤的共同机制。狼疮性肾炎的发病机制可能与以下因素有关：① 循环免疫复合物在肾脏沉积；② 原位免疫复合物形成；③ 局部补体激活；④ 自身抗体的直接作用；⑤ T细胞介导的免疫反应等。

🍂 临床表现

狼疮性肾炎由于其病理改变的多样化，临床表现亦多种多样，可以从轻度尿常规异常到肾病综合征、慢性肾炎、急性肾炎、急进性肾炎、急性间质性肾炎或急、慢性肾功能不全等。一般随着肾功能的减退，系统性红斑狼疮的活动性亦逐渐减退，但也有狼疮患者在接受维持性透析治疗同时仍有肾外活动的表现。狼疮性肾炎的临床表现大致可分成六类。

1. 轻型　　无症状，血压正常，无水肿，仅尿常规间断异常。尿蛋白小于1克/天，肾功能正常。病理多属系膜增生型或局灶节段型，预后良好。

2. 肾病综合征型　　此型病理多属膜型或弥漫增殖型，前者病程缓慢，全身狼疮表现亦不活跃，而后者常同时伴肾炎综合征，全身性狼疮活动较显著，未经治疗容易发展成肾衰竭。

3. 慢性肾炎型　　患者有高血压，不同程度蛋白尿，尿沉渣中有大量红细胞及管型,可伴肾功能损害甚至肾衰竭。病理改变多属弥漫增殖型,预后差。

4. 急性肾衰竭型　　患者于短时间内出现少尿性急性肾衰竭,常伴全身性系统性病变活动表现,通常由肾病综合征或轻型转化而来。病理呈新月体肾炎、弥漫性伴严重血管病变及肾小管间质炎症。

5. 肾小管损害型　　可有小管间质病变表现,以远端小管损害多见,可出现完全性或不完全性肾小管酸中毒、尿浓缩功能不全及夜尿等。此型一般与其他类型合并存在。

6. 抗磷脂抗体型　　抗磷脂抗体阳性,临床上主要表现为大、小动静脉血栓及栓塞,血小板减少及流产倾向,可合并较大肾血管血栓栓塞或肾毛细血管血栓性微血管病变而引起肾功能损害,甚至肾衰竭,死亡率高于无此种抗体的患者。有报道此型中的患者有部分合并溶血性尿毒症综合征、血栓性血小板减少性紫癜或恶性高血压。

治疗选择

目前狼疮性肾炎尚无统一的治疗方案,以控制狼疮活动、阻止肾脏病变进展、最大限度地降低药物治疗的不良反应为主要目的。应根据临床表现、病理特征及疾病活动程度制订个体化治疗方案。

1. 一般治疗　　教育患者正确认识疾病,配合治疗,定期随诊,避免长时间紫外线暴露,户外穿长袖衣服,打遮阳伞,涂防晒霜,服用激素过程中,应饮食清淡,避免到人多的公众场合。

2. 内科药物治疗　　强调早期诊断、早期治疗,激素和免疫抑制剂是治疗狼疮性肾炎的主要药物,羟氯喹的治疗有助于SLE病情稳定,防止狼疮性肾炎复发,控制血压、血脂、降尿蛋白的治疗有助于延缓疾病进展。

预后

狼疮性肾炎治疗后虽能缓解,但易复发,且有病情逐渐加重的趋势。近年来由于对狼疮性肾炎诊断水平的不断提高,轻型病例的早期发现以及糖皮质激素和细胞毒药物的合理应用,预后有明显改善,狼疮性肾炎患者10年存活率已提高80%～90%。

药 物 治 疗

治疗目标

治疗的主要目的是控制狼疮性肾炎的活动,保护肾脏功能,延缓肾组织纤维化的进程。

常用药物

主要包括免疫抑制剂、糖皮质激素及细胞毒药物等,见表5。

联合用药注意事项

1. 避免合用

(1) 泼尼松、甲泼尼龙不宜与非甾体类解热镇痛药(如阿司匹林、对乙酰氨基酚)合用。

(2) 环磷酰胺不宜与巴比妥类、皮质激素类药物合用。

(3) 硫唑嘌呤不宜与吗替麦考酚酯合用。

(4) 硫唑嘌呤、利妥昔单抗、来氟米特不宜与疫苗合用。

(5) 环孢素不宜与硝苯地平合用。

(6) 环孢素不宜与保钾利尿药合用。

表5 狼疮性肾炎的常用治疗药物

常用药物	适应证	禁忌证	服用时间	不良反应	储存条件
雷公藤多苷	用于类风湿性关节炎、银屑病关节炎、系统性红斑狼疮、肾病综合征	①儿童；②妊娠期及哺乳期妇女；③心、肝、肾功能不全者；④严重贫血、白细胞和血小板降低者；⑤胃、十二指肠溃疡活动期及严重心律失常者	1天3次，餐后口服	可引起恶心、呕吐、腹痛、腹泻、食欲减退、皮肤变薄、色素沉着、皮疹、口腔溃疡；有骨髓抑制作用；可致女性月经减少、停经，对男性可致精子活力降低、数量减少	遮光、密封、置干燥处
轻氯喹	狼疮性肾炎	①对该药过敏者；②存在眼部黄斑病变者；③6岁以下儿童；④妊娠期及哺乳期妇女	口服，用法用量遵医嘱	可致骨骼肌无力、腱反射消失或减退、兴奋、共济失调，会引起胃肠道功能紊乱、贫血、再生障碍性贫血、粒性白细胞缺乏症，可致耳麻疹、血管神经性水肿、眼球震颤、肌麻痹等	密封，25℃以下保存
来氟米特	成人类风湿性关节炎、狼疮性肾炎	①对本药或其他代谢产物过敏者；②严重肝脏损害者；③妊娠期、哺乳期妇女	1天1次	可能引起腹泻、瘙痒、可逆性肝酶升高、脱发、皮疹等	避光、密封、25℃以下干燥处保存

（续表）

常用药物	适应证	禁忌证	服用时间	不良反应	储存条件
利妥昔单抗	难治性狼疮性肾炎	①对该药或鼠源蛋白过敏患者；②哺乳期妇女；③妊娠期间禁止利妥昔单抗与甲氨蝶呤联合用药	1周1次、共4次	可引起高血压、直立性低血压、心律不齐、高血糖、高钾血症、低钙血症、高尿酸血症、高磷血症，可出现咳嗽、鼻炎、气管炎、呼吸困难、支气管痉挛，可引起肌痛、关节痛、背痛，也可引起头痛、眩晕、感觉异常、消化不良、恶心、呕吐、腹痛、腹泻，也可出现白细胞减少、血小板减少、支气管痉挛和血管神经性水肿等过敏反应	2～8 ℃ 下避光保存
泼尼松	过敏性与自身免疫性疾病。适用于结缔组织病、系统性红斑狼疮、过敏性紫癜等过敏性疾病		参见急进性肾小球肾炎的［常用药物］		
甲泼尼龙	过敏性与自身免疫性疾病。适用于危重型系统性红斑狼疮（和狼疮性肾炎）、过敏性紫癜性肾炎		参见急进性肾小球肾炎的［常用药物］		
环磷酰胺	活动性系统性红斑狼疮、狼疮性肾炎、精神神经性狼疮、系统性血管炎		参见急进性肾小球肾炎的［常用药物］		

（续表）

常用药物	适应证	禁忌证	服用时间	不良反应	储存条件
硫唑嘌呤	用于系统性红斑狼疮、皮肌炎、系统性血管炎及其他自身免疫性结缔组织病及难治性特发性血小板减少性紫癜		参见 IgA 肾病的【常用药物】		
环孢素	经其他免疫抑制剂治疗无效的狼疮性肾炎、难治性肾病综合征等自身免疫性疾病		参见肾病综合征的【常用药物】		
吗替麦考酚酯	用于预防同种肾移植患者的排斥反应及治疗难治性排斥反应,可与环孢素和糖皮质激素同时应用		参见肾病综合征的【常用药物】		
他克莫司	用于预防肝、肾脏移植术后的排斥反应,治疗肝脏及肾脏移植术后应用其他免疫抑制药无法控制的排斥反应		参见肾病综合征的【常用药物】		

2. 合用时需调整药物剂量

（1）泼尼松、甲泼尼龙与肝药酶诱导药（如苯巴比妥、苯妥英钠、利福平）合用可加快皮质激素的代谢,合用时应适当增加激素剂量。

（2）泼尼松、甲泼尼龙与降血糖药（如胰岛素）合用可使血糖升高,合用时加强血糖监测,必要时调整降血糖药剂量。

（3）泼尼松、甲泼尼龙与口服抗凝药合用可使口服抗凝药疗效降低,合用时加强血糖监测,必要时增加抗凝药剂量。

（4）环磷酰胺与抗痛风药（如别嘌醇、秋水仙碱、丙磺舒）合用可增加血清尿酸水平,合用时注意复查血清尿酸水平,必要时应调整抗痛风药物剂量。

（5）吗替麦考酚酯与质子泵抑制药（如奥美拉唑、兰索拉唑、泮托拉唑）合用可降低吗替麦考酚酯的药效,合用时应适当调整吗替麦考酚酯剂量。

（6）羟氯喹与降血糖药物合用可增强降血糖药物作用,合用药时可能需减少降血糖药物的剂量。

3. 谨慎合用,合用需监测相关指标

（1）泼尼松、甲泼尼龙与有排钾作用的药物（如呋塞米、氢氯噻嗪、两性霉素 B、利尿药）合用可导致心脏增大和充血性心力衰竭,两种药物合用时,应密切监测血钾水平。

（2）环孢素与环丙沙星、庆大霉素、妥布霉素、万古霉素、磺胺甲噁唑/甲氧苄啶、美法仑、两性霉素 B、氟康唑、双氯芬酸、萘普生、舒林酸、西咪替丁、雷尼替丁、他克莫司、苯氧酸衍生物（如苯扎贝特、非诺贝特）、甲氨蝶呤合用可加重肾功能不全,合用时应密切监测肾功能。

（3）环孢素与保钾药（如螺内酯、贝那普利、缬沙坦）、含钾制剂合用可导致高钾血症,合用时应监测血钾水平。

（4）羟氯喹与地高辛合用可增加地高辛的血药浓度,合用时应监测地高辛血药浓度,根据监测结果调整剂量。

(5)来氟米特与华法林合用可增加出血风险,应密切监测凝血指标。

🍑 特殊人群用药指导

1. 儿童用药指导　　儿童仍处于发育阶段,各器官的生理功能还未发育完善,用药方面与成人相比具有较大差异。儿童狼疮性肾炎患者可在医师的指导下选择泼尼松、甲泼尼龙、环磷酰胺、硫唑嘌呤、吗替麦考酚酯使用,具体药物选择应遵医嘱。儿童患者不推荐使用他克莫司、来氟米特。利妥昔单抗在儿童用药的安全性和有效性尚未确立,不建议使用。3岁以下儿童禁用环孢素,除肾病综合征外,不推荐患有其他非移植适应证的儿童使用环孢素。6岁以下儿童禁用羟氯喹,6岁以上儿童慎用且禁止长期使用羟氯喹。

儿童长期使用糖皮质激素必须密切观察,因患儿发生骨质疏松症、股骨头缺血性坏死、青光眼、白内障的危险性将增加。儿童使用激素的剂量除按年龄和体重确定外,更应按疾病的严重程度和患儿对治疗的反应而定。对肾上腺皮质功能减退患儿的治疗,激素的用量应根据体表面积确定,若按体重确定则易发生用药过量,尤其是婴幼儿或矮小、肥胖的患儿。

2. 青少年用药指导　　青少年狼疮性肾炎患者在医师的指导下可选择泼尼松、甲泼尼松、硫唑嘌呤、雷公藤多苷、环孢素、吗替麦考酚酯等使用,具体药物选择应遵医嘱。

青少年长期使用泼尼松、甲泼尼松必须密切观察,因长期使用糖皮质激素后,发生骨质疏松症、股骨头缺血性坏死、青光眼、白内障的危险性将增加。18岁以下青少年使用他克莫司的安全性和有效性尚不明确,故不推荐使用。不建议18岁以下患者使用来氟米特。

3. 老年人用药指导　　老年狼疮性肾炎患者在医师的指导下可选择泼尼松、甲泼尼松、环孢素、硫唑嘌呤和他克莫司，慎用环磷酰胺、雷公藤多苷和吗替麦考酚酯，使用该类药物可能导致免疫抑制剂毒性增加及与其他药物联用时不良反应更为多见。老年患者慎用利妥昔单抗。

老年患者接受糖皮质长期治疗时，易产生高血压、骨质疏松等，尤其是更年期后的女性使用更易发生骨质疏松，因此对长期用药的老年患者应监测骨密度，并预防骨折。老年患者使用环孢素时易出现高血压，用药3～4个月后更易出现血清肌酸酐较基线高50%或50%以上，用药期间应尤其注意肾功能的监测。

4. 妊娠期妇女用药指导　　妊娠期患者禁用环磷酰胺、雷公藤多苷、羟氯喹、来氟米特和利妥昔单抗，吗替麦考酚酯用于妊娠期妇女可能对胎儿造成致命性伤害，应避免使用。使用吗替麦考酚酯的患者应严格避孕，如治疗过程中妊娠，应与医师讨论是否能继续妊娠，慎用泼尼松、甲泼尼龙、羟氯喹、硫唑嘌呤和环孢素，但糖皮质激素用于妊娠妇女可增加胎盘功能不全、新生儿体重减少或死胎的发生率，故妊娠期妇女用药应权衡利弊，具体药物选择应遵医嘱。但用药期间需在专科医师的指导下定期开展产前检查，严密监测胎儿的发育情况。

 用药案例解析

案·例·1

病史：患者，女，56岁，入院诊断为狼疮性肾炎，实验室检查：谷丙转氨酶280单位/升。医嘱以泼尼松60毫克，1天1

次,口服。

解析:对于肝功能不全的患者,如果有前体类药物和非前体类药物可选用,应避免选用前体类药物,以免加重肝脏的损伤。因为泼尼松为前体类药物,要在肝脏转化为泼尼松龙才能发挥作用,若换为泼尼松龙可减少肝脏的负担。

案·例·2

病史:患者,女,45岁。因双脚趾间、足底瘙痒1个月就诊。既往有系统性红斑狼疮史,正服用泼尼松。处方:伊曲康唑0.2克,1天1次,口服;泼尼松30毫克,1天1次,口服。

解析:伊曲康唑为广谱抗真菌药,口服可有效地治疗深部、皮下及浅表真菌感染,并可局部用药治疗表浅部真菌感染。伊曲康唑可抑制泼尼松在肝脏的代谢,使泼尼松的血药浓度升高。治疗真菌感染时,泼尼松血药浓度升高可导致免疫抑制过度而使真菌感染扩散。伊曲康唑与其他糖皮质激素(氢化可的松、地塞米松等)之间也可发生类似相互作用。处置:避免两药合用。该患者可应用曲安奈德益康唑乳膏局部用药代替伊曲康唑口服。

案·例·3

病史:患者,男,35岁。因狼疮性肾炎入院接受注射用环磷酰胺750毫克大剂量冲击治疗,患者用药1周后出现血尿症状,来院复诊。

　　解析:使用环磷酰胺后膀胱炎的发生率约为40%,因代谢产物丙烯醛出现在尿中所致,表现的症状较重常伴有血尿。大量饮水,维持尿量并静脉注射美司钠,可减轻症状。

温馨提示

　　(1)如果您正在使用一些药物,请告知医师。

　　(2)肝功能异常患者可以使用泼尼松龙替代泼尼松。

　　(3)糖皮质激素与多种药物存在相互作用,用药前应告知医师您正在使用的药物,以便于制订合理的用药方案。

　　(4)环磷酰胺不良反应较大,大量饮水可减轻对泌尿道的刺激。

用 药 常 见 问 题 解 析

Q1　患者正在服用羟氯喹,有什么需要注意的?

答:羟氯喹是狼疮肾炎治疗的基本药物之一,主要不良反应可见皮疹、皮肤色素沉着、粒细胞缺乏、过敏、视物模糊、视网膜病变等,应门诊随访,监测相关实验室指标,避免严重毒性,每3～4个月检查肝肾功能、血常规等,每年检查视网膜和视野。

Q2 患者现在同时服用泼尼松和吗替麦考酚酯,有什么注意事项?

答: 泼尼松推荐每天早上8点,早饭后一次性服用,应严格按医嘱,不可随意减量或停药,以免导致病情反复或加重。使用过程中如出现呕血、黑便、面部水肿、双足或踝关节水肿、体重异常增加、咽喉持续疼痛或发热、肌肉无力、呼吸困难、情绪或视力改变请及时就医。

吗替麦考酚酯推荐空腹服用,勿将胶囊拆开或嚼碎服用,每天早8点、晚8点服用。外出应穿防护衣减少暴露于阳光和紫外线下。两药均有免疫抑制作用,联用时应注意避免去人多的公众场合,尤其是流感高发期,避免被感染。

Q3 为什么环孢素和他克莫司需要监测血药浓度,需要多长时间监测一次?

答: 环孢素和他克莫司具有一定的肝、肾及其他毒性作用,如果用药量不够则会影响疗效,又因口服后生物利用度和药代动力学个体差异较大,临床上毒性反应与排斥反应难以区别,且药价昂贵,需长期服用。监测血药浓度,可以提高疗效,减少不良反应。血药浓度监测频率需根据临床的需要,无须每天测定血药浓度。推荐在用药初期、剂量调整后、从其他免疫抑制剂转为本品、合用可能发生药物相互作用的药物后进行血药浓度的测定。

陶云松　汪　琳

疾病六　过敏性紫癜肾炎

───────────────── 疾 病 概 述 ─────────────────

💖 概述

过敏性紫癜肾炎（Henoch-Schonlein purpura nephritis，HSPN）系指过敏性紫癜以坏死性小血管炎为主要病理改变的全身性疾病引起的肾损害。过敏性紫癜肾炎临床表现除有皮肤紫癜、关节肿痛、腹痛、便血外，肾脏受累主要表现为血尿和蛋白尿，部分重症患者可引起肾功能受损。肾脏受累多发生于皮肤紫癜后数天至数周内。

💖 分类

依据过敏性紫癜肾炎的临床表现可分为以下六型：① 孤立性血尿型或孤立性蛋白尿型；② 血尿和蛋白尿型；③ 急性肾炎型；④ 肾病综合征型；⑤ 急进性肾炎型；⑥ 慢性肾炎型。

💖 发病原因

过敏性紫癜肾炎病因不明，许多患者常有近期感染史，其病因可能为细菌、病毒及寄生虫等感染所引起的变态反应，或为某些药物、食物等过敏,存在遗传好发倾向。

临床表现

1. 肾外症状 皮疹为本病常见症状,也是本病确诊的必需条件。皮疹发生在四肢远端、臀部及下腹部,多对称性分布,稍高于皮肤表面,可有痒感。部分患者以关节痛或腹痛起病,关节痛常以单个关节为主,多发于踝关节;胃肠道症状主要表现为腹痛,以脐周和下腹为主,阵发性绞痛,可伴有恶心呕吐及血便;偶可见淋巴结肿大、肝脾肿大及神经系统受累如头痛、抽搐和行为异常等。

2. 肾脏表现 肾脏受累多发生于全身症状和体征出现后数日至数周,常见镜下血尿和(或)蛋白尿,肉眼血尿也常见,高血压可单发或合并肾脏病变。少数严重症状表现为肾病综合征或急性肾衰竭。

治疗选择

1. 一般治疗 应注意休息和维持水、电解质平衡。水肿、大量蛋白尿者应予低盐、限水和避免摄入高蛋白质食物。预防上呼吸道感染,清除慢性感染病灶,酌情抗过敏并寻找过敏原,避免再次接触。

2. 药物治疗 孤立性血尿仅对过敏性紫癜进行相应治疗,应密切监测病情变化,建议至少随访3～5年;孤立性微量蛋白尿或合并镜下血尿,可选用血管紧张素转换酶抑制剂(ACEI)或血管紧张素受体拮抗剂(ARB)类药物降尿蛋白;对于持续蛋白尿>1克/(天·1.73米^2)、已应用ACEI或ARB治疗、肾小球滤过率>50毫升/(分·1.73米^2)的患者,给予糖皮质激素;对于表现为肾病综合征和(或)肾功能持续恶化的新月体性紫癜性肾炎的患者,应用激素联合环磷酰胺治疗;若临床症状较重、病理呈弥漫性病变或伴有新月体形成者,可选用甲泼尼龙冲击治疗;激素联合其他免疫抑制剂如环孢素A、吗替麦考酚酯、硫唑嘌呤等亦有明显疗效。

🍀 预后

大多数患者仅为局灶性肾小球累及和一过性血尿、蛋白尿,肾脏预后良好,多在几个月内消失。重症患者的长期预后仍不佳,不少最终发展成肾衰竭。

—— 药 物 治 疗 ——

🍀 治疗目标

积极控制免疫性炎症反应,抑制肾小球系膜增生性病变,预防和延缓肾脏慢性纤维化病变形成。

🍀 常用药物

主要包括降尿蛋白药物、糖皮质激素及免疫抑制剂等,见表6。

表6　过敏性紫癜肾炎的常用治疗药物

常用药物	适应证	禁忌证	服用时间	不良反应	储存条件
贝那普利	高血压、蛋白尿	①本品成分及相关化合物过敏者;②血管性水肿病史者;③肾动脉狭窄者;④妊娠期妇女	空腹	最常见皮疹、咳嗽、心悸、味觉迟钝;较少见蛋白尿、眩晕、头痛、昏厥、血管性水肿、心率快而律不齐、面部潮红或苍白及白细胞及粒细胞减少等	避光,密封,30℃以下保存

（续表）

常用药物	适应证	禁忌证	服用时间	不良反应	储存条件
缬沙坦	高血压、蛋白尿	同上	每天晨服，1天1次	常见头痛、眩晕、心悸等，偶有咳嗽、腹泻、偏头痛、转氨酶增加、白细胞及血小板减少；罕见荨麻疹及血管神经性水肿	避光，密封，30 ℃以下保存
双嘧达莫	预防血栓栓塞性疾病	过敏患者	1天3次，饭前服	常见头晕、头痛、呕吐、腹泻、脸红、皮疹和瘙痒；罕见心绞痛和肝功能不全、喉头水肿、肌痛、关节炎、感觉异常等	遮光，密封保存
泼尼松	过敏性与自身免疫性疾病	参见急进性肾小球肾炎的【常用药物】			
甲泼尼龙	过敏性与自身免疫性疾病	参见急进性肾小球肾炎的【常用药物】			
环磷酰胺	自身活动性系统性红斑狼疮、狼疮肾炎、精神神经性狼疮、系统性血管炎	参见急进性肾小球肾炎的【常用药物】			
硫唑嘌呤	系统性红斑狼疮、皮肌炎、系统性血管炎及其他自身免疫性结缔组织病及难治性特发性血小板减少性紫癜	参见IgA肾病的【常用药物】			
雷公藤多苷	类风湿性关节炎、银屑病关节炎、系统性红斑狼疮、肾病综合征	参见狼疮性肾炎的【常用药物】			

（续表）

常用药物	适应证	禁忌证	服用时间	不良反应	储存条件
环孢素	经其他免疫抑制剂治疗无效的狼疮性肾炎、难治性肾病综合征等自身免疫性疾病	参见肾病综合征的【常用药物】			
吗替麦考酚酯	与激素联用治疗重症过敏性紫癜肾炎	参见肾病综合征的【常用药物】			
他克莫司	与激素联用治疗重症过敏性紫癜肾炎	参见肾病综合征的【常用药物】			

🍎 联合用药注意事项

1. 避免合用

（1）泼尼松、甲泼尼龙不宜与非甾体类解热镇痛药（如阿司匹林、对乙酰氨基酚）合用。

（2）硫唑嘌呤不宜与吗替麦考酚酯、疫苗合用。

（3）环孢素不宜与硝苯地平、保钾利尿药合用。

2. 合用时需调整药物剂量

（1）泼尼松、甲泼尼龙与苯巴比妥、苯妥英钠、利福平等合用可加快药物在体内的代谢，合用时应适当增加激素剂量。

（2）泼尼松、甲泼尼龙与降糖药（如胰岛素）合用可使血糖升高，合用时应监测血糖，适当增加降糖药剂量。

（3）环磷酰胺与抗痛风药（如别嘌醇、秋水仙碱、丙磺舒）合用可增加血尿酸水平，诱发或加重痛风，合用时应调整抗痛风药物剂量。

（4）吗替麦考酚酯与质子泵抑制药（如奥美拉唑、兰索拉唑、泮托拉唑）合用可降低吗替麦考酚酯的药效，合用时应适当调整吗替麦考酚酯剂量。

3. 谨慎合用，合用需监测相关指标

（1）贝那普利、缬沙坦与非甾体类抗炎药（吲哚美辛）合用会减弱本药降压作用，并可能增加肾脏损害和高钾血症的风险，合用时需监测肾功能和血清钾。

（2）贝那普利、缬沙坦与钾补充药、保钾利尿药、钾盐、环孢素、肝素合用可引起血钾升高，合用时应密切监测血钾水平。

（3）贝那普利、缬沙坦与降糖药（胰岛素、口服降糖药）合用有引起低血糖的可能，合用时应加强血糖监测。

（4）泼尼松、甲泼尼龙与有排钾作用的药物（如呋塞米、氢氯噻嗪、两性霉素B、利尿药）合用可导致心脏增大和充血性心力衰竭，两种药物合用时，应密切监测血钾水平。

（5）环孢素与环丙沙星、庆大霉素、妥布霉素、万古霉素、磺胺甲噁唑/甲氧苄啶、美法仑、两性霉素B、氟康唑、双氯芬酸、萘普生、舒林酸、西咪替丁、雷尼替丁、他克莫司、苯氧酸衍生物（如苯扎贝特、非诺贝特）、甲氨蝶呤合用可加重肾功能不全，合用时应密切监测肾功能。

（6）环孢素与保钾药（如螺内酯、贝那普利、缬沙坦）、含钾制剂合用可导致高钾血症，合用时应监测血钾水平。

🍎 特殊人群用药指导

1. 儿童用药指导　　儿童仍处于发育阶段，各器官的生理功能还未发育完善，用药方面与成人相比具有较大差异。儿童过敏性紫癜肾炎患者可在医师的指导下选择泼尼松、甲泼尼龙、硫唑嘌呤、吗替麦考酚酯、贝那普利、缬沙坦使用,具体药物选择应遵医嘱。不推荐儿童患者使用他克莫司,儿童禁用雷公藤多苷,3岁以下儿童禁用环孢素。儿童需长期使用泼尼松、甲泼尼龙时,应加强监测,预防不良反应的发生。

2. **青少年用药指导**　青少年过敏性紫癜肾炎患者在医师的指导下可选择泼尼松、甲泼尼松、硫唑嘌呤、环孢素、吗替麦考酚酯等使用,具体药物选择应遵医嘱。

青少年长期使用泼尼松、甲泼尼松必须密切观察,因长期使用糖皮质激素后,发生骨质疏松症、股骨头缺血性坏死、青光眼、白内障的危险性增加。18岁以下青少年使用他克莫司的安全性和有效性尚不明确,故不推荐使用。

3. **老年人用药指导**　老年患者在医师的指导下可选择ACEI/ARB、泼尼松、甲泼尼龙、环孢素、硫唑嘌呤和他克莫司,慎用环磷酰胺、雷公藤多苷和吗替麦考酚酯,可能导致免疫抑制毒性增加及与其他药物联用时不良反应更为多见。

老年患者接受糖皮质长期治疗时,易产生高血压、骨质疏松等,尤其是更年期后的女性使用更易发生骨质疏松,因此对长期用药的老年患者应监测骨密度,并预防骨折。老年患者使用环孢素时易出现高血压,用药3~4个月后更易出现血清肌酸酐较基线高50%或50%以上,用药期间尤其应注意肾功能的监测。

4. **妊娠期妇女用药指导**　妊娠期患者禁用ACEI/ARB、环磷酰胺、雷公藤多苷,吗替麦考酚酯用于妊娠期妇女可能对胎儿造成致命性伤害,应避免使用。使用吗替麦考酚酯的患者应严格避孕,如治疗过程中妊娠,应与医师讨论是否能继续妊娠,慎用泼尼松、甲泼尼龙、羟氯喹、硫唑嘌呤和环孢素,但糖皮质激素用于妊娠妇女可造成胎盘功能不全、新生儿体重减少或死胎的发生率增加,具体药物选择应遵医嘱。他克莫司可透过胎盘屏障，妊娠期使用本药可能导致早产及新生儿高钾血症和肾功能不全，故妊娠期妇女用药前应权衡利弊，分娩后应监测新生儿潜在的不良反应。妊娠期妇女用药期间需在专科医师的指导下定期开展产前检查，严密监测胎儿的发育情况。

🍎 用药案例解析

案 例 1

病史： 患者，女性，32岁。妊娠4个月，出现尿蛋白＞1克/升，住院治疗，次日长期医嘱为：缬沙坦80毫克，口服，1次/天。

解析： 该患者不是普通患者，而是妊娠4个月的孕妇，使用缬沙坦是不当的，它有可能造成胎儿发育受损甚至死亡。虽然目前对此还不能够肯定，但是美国FDA已将此药评为妊娠头3个月C类使用，评为妊娠3个月后D类使用，所以此药孕妇不宜使用。

备注： 美国食品药品监督管理局（FDA）的妊娠期药物分类为以下几类。

（1）A类：在设对照组的药物研究中，未见对胎儿有损害，危险性相对低，妊娠期使用较安全。

（2）B类：在动物繁殖实验中未显示致畸作用，但缺乏临床对照观察资料，或动物繁殖实验显示有不良反应，但这些不良反应并未在妊娠期妇女得到证实。

（3）C类：仅在动物实验证实对胎仔有致畸或杀胚胎的作用，但在人类缺乏研究资料证实，本类药物只有在权衡对妊娠期妇女的益处大于对胎儿的危害之后,方可使用。

（4）D类:有明确证据显示,药物对人类胎儿有危害性,但尽管如此,妊娠期妇女用药后绝对有益(例如,用该药物来挽救妊娠期妇女的生命,或治疗用其他较安全的药物无效的严重疾病)。

（5）X类:对动物和人类均有明显的致畸作用,其危害性远远大于使用价值,禁用于妊娠期或可能妊娠的患者。

案 例 2

病史: 患者,男,60岁。患冠心病,陈旧性心肌梗死,心力衰竭,心房颤动,过敏性紫癜肾炎。医师处方氯沙坦50毫克,口服,每天1次。华法林,口服,每天1次。监测INR(凝血国际标准化比值)为2.0。以后为加强降压作用,氯沙坦增加至150毫克,口服,每天1次。患者血肌酐上升至221微摩尔/升,还出现胃肠道出血。药师在了解上述情况后,让患者马上看医师并建议做INR检测,测得INR值为6.0。

解析: 氯沙坦最大剂量为100毫克,150毫克剂量太大,导致患者肾功能不全加重。同时氯沙坦和华法林都是高蛋白质结合的药物,可使华法林血药浓度升高,导致胃肠道出血。

温 馨 提 示

（1）如果您已妊娠或计划妊娠,应告知医师。

（2）如果您正在哺乳或计划哺乳,应告知医师。

（3）如果您正在使用一些药物,请告知医师。

（4）未经医师或药师允许，不要擅自使用或停用任何一种药物。

（5）肝功能异常患者可以使用泼尼松龙替代泼尼松。

（6）糖皮质激素与多种药物存在相互作用，用药前应告知医师您正在使用的药物，以便于制订合理的用药方案。

（7）环磷酰胺不良反应较大，大量饮水可减轻对泌尿道的刺激。

用 药 常 见 问 题 解 析

Q1 如果忘记了服药怎么办？

答： 如果错过用药时间，应在记起时立即补用。但若已接近下一次用药时间，则无须补用，按平常的规律用药。请勿一次使用双倍剂量。

Q2 激素为什么一定要在早晨服药？

答： 早晨8时是人体激素水平的高峰，用药的原则是尽量不破坏糖皮质激素分泌的生理规律，可在每天激素分泌的高峰（早晨8时）给予顿服糖皮质激素，以尽量减少不良反应。

Q3 患者服用的药物与哪些食物有反应？

答： 贝那普利、缬沙坦与食物合用可延迟本药的吸收，但不影响吸收量及本药的转化利用。所以这类药物可在餐中或两餐间服用。环孢素、他克莫司等药物与葡萄柚、葡萄柚汁、乙醇

（或含葡萄柚汁、乙醇的饮料）及含钾的食物合用可增加药物的不良反应发生概率，因此应避免与上述食物或饮料合用。

Q4 服用华法林需要注意哪些问题？

答： ① 每天只能服用1次，推荐在同一时间晚上服药，饭前饭后均可。必须严格按照医师推荐的剂量服用。如果忘记服药，在4小时内可及时补上，超过4小时，第二天继续正常服用，不能添加剂量。如果连续2次未服药，及时来医院询问医师。② 请不要随意更换药品，注意药品的厂家和规格，服用完后可自行购买同一药品，或来医院开具。③ 为了用药安全，在服药期间，需要定时对抗凝指标进行监测，5～7天后疗效才可稳定，所以维持量是否足够必须观察5～7天才能判断。出院后监测抗凝指标间隔为1周1次，平稳后每2周1次，而后1个月1次，逐渐加长时间间隔，最长不要超过3个月。④ 很多行为及食物对华法林有影响，主要包括饮酒、抽烟、绿色食物、菠菜、白菜、胡萝卜、西红柿、西兰花、蛋黄、鱼肝油、豆类、动物肝脏、生菜、肥肉、绿茶、柚子、大蒜、人参、甘草等；不必盲目改变饮食结构，保持营养均衡，每天食用绿色食物量恒定，避免暴饮暴食，做好定期监测即可。⑤ 有些常见的药物对华法林有影响，如罗红霉素、克拉霉素、莫西沙星、西咪替丁、甲磺酸丁脲、阿司匹林、胺碘酮、苯巴比妥、地西泮等；建议在看病用药期间应及时告知医师在服用华法林。⑥ 在家华法林监测。轻症如牙龈出血（换软毛牙刷）、流鼻血、月经增多、皮肤出现紫癜；严重症状如严重的长期头痛、呕吐时出血、腹部膨胀、水肿、尿液红色或者黑褐色、严重的眼睛出血。出现以上症状，请不要自己调整剂量，及时来医院就诊检查。

陶云松　汪　琳

疾病七　糖尿病肾病

疾 病 概 述

概述

　　糖尿病肾病（diabetic nephropathy）是糖尿病最主要的微血管并发症之一，是目前引起终末期肾病（end-stage renal disease，ESRD）的首要原因。国外研究资料显示，20年以上病程的糖尿病肾病患者发展为ESRD的发生率为40.8/1 000（人·年），需要进行透析或移植等肾脏替代治疗。我国糖尿病肾病的患病率亦呈快速增长趋势，2009～2012年我国2型糖尿病患者的糖尿病肾病患病率在社区患者中为30%～50%，在住院患者中为40%左右。糖尿病肾病起病隐匿，一旦进入大量蛋白尿期后，进展至ESRD的速度大约为其他肾脏病变的14倍，因此早期诊断、预防与延缓糖尿病肾病的发生发展对提高糖尿病患者存活率，改善其生活质量具有重要意义。

发病原因

　　糖尿病肾病病因和发病机制不清。目前认为系多因素参与，在一定的遗传背景以及部分危险因素的共同作用下致病,如肾脏血流动力学异常、高血糖造成的代谢异常、高血压及血管活性物质代谢异常等。

临床表现

　　糖尿病肾病多起病隐匿,进展缓慢。根据糖尿病肾病的病理生理特点和演变过程,将糖尿病肾病分为5期。Ⅰ期:肾小球高滤过和肾脏肥大期,临床无肾病表现;Ⅱ期:正常白蛋白尿期或呈间歇性微量白蛋白尿(如运动后、应激状态);Ⅲ期:早期糖尿病肾病期,以持续性微量白蛋白尿为标志;Ⅳ期:临床糖尿病肾病期,部分可进展为肾病综合征,肾功能逐渐减退;Ⅴ期:肾衰竭期。

治疗选择

　　糖尿病肾病的防治分为三个阶段。第一阶段为糖尿病肾病的预防,对重点人群进行糖尿病筛查,发现糖耐量受损或空腹血糖受损的患者,采取改变生活方式、控制血糖等措施,预防糖尿病及糖尿病肾病的发生。第二阶段为糖尿病肾病早期治疗,出现微量白蛋白尿的糖尿病患者,予以糖尿病肾病治疗,减少或延缓大量蛋白尿的发生。第三阶段为预防或延缓肾功能不全的发生或进展,治疗并发症。发展为ESRD者考虑肾脏替代治疗。糖尿病肾病的治疗以控制血糖、血压,减少尿蛋白为主,还包括生活方式干预、纠正脂质代谢紊乱、治疗肾功能不全的并发症、透析治疗等。

　　1. 生活方式指导　　改变生活方式包括饮食治疗、运动、戒酒、戒烟、控制体重,有利于减缓糖尿病肾病进展,保护肾功能。

近期研究证明控制多种危险因素（降糖、降脂、降压并注意生活干预后）糖尿病肾病发展至肾衰竭的比例明显下降,生存率明显增加。

2. 药物治疗

（1）控制血糖:糖尿病患者严格控制血糖可减少糖尿病肾病的发生或延缓其病程进展。

（2）控制血压:血压升高不仅是加速糖尿病肾病进展的重要因素,也是决定患者心血管病预后的主要风险因素。严格控制高血压能明显减少糖尿病肾病患者尿蛋白水平,延缓肾功能损害的进展。

（3）纠正脂质代谢紊乱:高脂血症不仅直接参与糖尿病胰岛素抵抗和心血管并发症的发生,也加重蛋白尿和肾小球及肾小管间质纤维化的进展。糖尿病患者出现肾病综合征和肾功能不全,又会进一步加重高脂血症。因此,积极纠正糖尿病肾病患者体内脂代谢紊乱,亦对糖尿病肾病具有重要意义。

3. 肾脏替代治疗　　进展到终末期肾病,也就是尿毒症的糖尿病肾病患者可根据自身情况选择肾脏替代治疗方法,包括血液透析、腹膜透析和肾脏移植等。

🍎 预后

经积极的综合治疗,延缓糖尿病肾病的进展。

药 物 治 疗

🍎 治疗目标

1. 血糖控制目标　　糖尿病肾病患者的血糖控制应遵循个体

化原则。血糖控制目标：糖化血红蛋白（HbA1c）不超过7%。对中老年患者，HbA1c控制目标适当放宽至不超过9%。

2. **血压控制目标**　糖尿病患者的血压控制目标为140/90毫米汞柱，对年轻患者或合并肾病者的血压控制目标为130/80毫米汞柱。

3. **整体目标**　保护肾脏功能，延缓疾病进展，防治并发症，改善患者生活质量。

常用药物

1. 主要降糖药物（见表7）

2. 降血压药物（见表8）

3. 主要调血脂药物（见表9）

联合用药注意事项

1. **糖尿病肾病**　患者常伴有低蛋白血症，保泰松、水杨酸类、吲哚美辛、磺胺类、氯霉素和双香豆素竞争血浆蛋白，加强磺酰脲类药物降糖作用，增加低血糖反应的风险。

2. **降压药物联合使用**　使用过程中，注意普利类和沙坦类降压药物同属一大类，不建议同时联合服用，以免增加不良反应发生风险。普利类及沙坦类是保钾降压药物，在联合使用螺内酯这类保钾利尿剂，注意密切监测血钾，以防高血钾的发生，尤其合并肾功能不全时。

3. **降脂药物联合使用**　由于他汀类和贝特类药物代谢途径相似，均有潜在损伤肝功能的可能，并有发生肌炎和肌病的危险，合用时发生不良反应的机会增多。对于糖尿病肾病患者，慎用他汀类和贝特类联合应用，如病情需要，开始时采用小剂量，采取晨服贝特类药物、晚服他汀类药物的方式。

表 7　糖尿病肾病的降糖治疗药物

常用药物	适应证	禁忌证	服用时间	不良反应	储存条件
磺酰脲类(格列本脲、格列美脲、格列齐特、格列喹酮、格列吡嗪、格列齐特和格列喹酮)	2型糖尿病肾病[格列本脲仅可用于慢性肾脏病(CKD)1~2期的患者；格列美脲用于CKD 1~4期的患者(透析患者禁用)；格列吡嗪、格列齐特和格列喹酮用于CKD1~3期患者]	对磺胺类、磺胺药过敏者	①普通片剂，餐前半小时；②缓释片、餐时服用	低血糖反应	遮光、密封保存
格列奈类(瑞格列奈、那格列奈)	2型糖尿病肾病	①已知对瑞格列奈或本品中的任何赋形剂过敏的患者；②2型糖尿病患者；③糖尿病酮症酸中毒患者；④妊娠期或哺乳期妇女；⑤8岁以下儿童；⑥严重肾功能或肝功能不全的患者	通常餐前15分钟内服用，也可掌握在餐前0~30分钟内	低血糖反应	遮光、密封保存
双胍类(二甲双胍)	2型糖尿病肾病	①CKD 3b~5期；②肝功能不全、严重感染、缺氧或接受大手术的患者；④代谢性酸中毒；③注射碘化造影剂者暂停使用	随餐服用	恶心、呕吐、口有金属味、腹痛和腹泻；诱发乳酸性酸中毒	遮光、密封保存
α-葡萄糖苷酶抑制剂(阿卡波糖、伏格列波糖等)	2型糖尿病肾病(用于CKD 1~3期患者)	有明显消化和吸收障碍的慢性肠功能紊乱患者	用餐前即刻整片吞服或与前几口食物一起咀嚼服用	肠道功能紊乱	遮光、密封保存

（续表）

常用药物	适应证	禁忌证	服用时间	不良反应	储存条件
噻唑烷二酮类（罗格列酮、吡格列酮）	2型糖尿病肾病（用于CKD 1～3期患者）	Ⅲ和Ⅳ级的心力衰竭患者	空腹或进餐时服用	轻中度水肿，骨折及骨质疏松的风险增加	遮光，密封保存
DPP-4抑制剂（西格列汀、沙格列汀、维格列汀、利格列汀、阿格列汀）	2型糖尿病肾病（沙格列汀和维格列汀用于CKD 1～2期患者；利格列汀在CKD 1～5期患者）	过敏患者	餐时或非餐时	低血糖反应	遮光、密封保存
SGLT-2抑制剂（达格列净、恩格列净、卡格列净）	2型糖尿病	重度肾损害、终末期肾脏病或透析、重度肝损害患者不建议使用	空腹或进食后给药	低血压、酮症酸中毒、急性肾损伤及肾功能损害、尿脓毒症和肾盂肾炎	遮光，密封保存
GLP-1类似物（艾塞那肽、利拉鲁肽等）	2型糖尿病肾病（利拉鲁肽用于CKD 1～2期患者；艾塞那肽用于CKD 1～3期患者）	过敏患者	早餐和晚餐前60分钟内	恶心和腹泻	避光，2～8 ℃冷藏保存
胰岛素	1和2型糖尿病肾病（用于CKD 1～5期患者）	过敏患者	短效胰岛素餐前15分钟	低血糖反应	避光，2～8 ℃冷藏保存

你用对了吗——肾脏疾病用药

表 8 糖尿病肾病的降血压治疗药物

常用药物	适应证	禁忌证	服用时间	不良反应	储存条件
钙离子拮抗剂（硝苯地平、氨氯地平、拉西地平等）	高血压、冠心病（用于 CKD 1～5 期）	① 硝苯地平：心源性休克患者、妊娠期及哺乳期女性、直肠结肠切除后做回肠造口的患者禁用；② 非洛地平：失代偿性心力衰竭、急性心肌梗死、妊娠、不稳定性心绞痛者禁用；③ 尼群地平：严重主动脉瓣狭窄的患者禁用	餐前餐后均可	外周水肿、头晕、面色潮红和心悸	遮光、密封保存
α 受体阻滞剂（哌唑嗪、特拉唑嗪、多沙唑嗪等）	高血压（二线药物）	喹唑啉类药过敏者	睡前服用	晕厥（大多数直立性低血压引起）	遮光、密封保存
β 受体阻滞剂（美托洛尔、比索洛尔、阿替洛尔）	高血压、心律失常、冠心病、慢性心力衰竭	① 心源性休克；② 病态窦房结综合征；③ 二、三度房室传导阻滞者；④ 普萘洛尔禁用于支气管哮喘	① 普通片：空腹服用；② 缓释片：清晨服用	疲劳、头晕、心动过缓、腹痛、糖脂代谢异常等	遮光、密封保存
血管紧张素转化酶抑制剂（ACEI 类：依那普利、卡托普利、雷米普利等）	高血压、蛋白尿、心力衰竭（用于 CKD 1～3 期）	参见急性肾小球肾炎的【常用药物】			
血管紧张素 II 受体拮抗剂（ARB 类、缬沙坦、厄贝沙坦、氯沙坦等）	高血压、蛋白尿（用于 CKD 1～3 期）	参见肾小球肾炎的【常用药物】			

表9 糖尿病肾病的调血脂治疗药物

常用药物	适应证	禁忌证	服用时间	不良反应	储存条件
他汀类(辛伐他汀、氟伐他汀、普伐他汀、洛伐他汀、阿托伐他汀、瑞舒伐他汀、匹伐他汀等)	糖尿病肾病合并高胆固醇血症(用于CKD 1～3期患者)	参见肾病综合征的【常用药物】			
贝特类(非诺贝特)	糖尿病肾病合并高甘油三酯血症(用于CKD 1～3期患者)	参见肾病综合征的【常用药物】			

🐾 特殊人群用药指导

1. 儿童和青少年用药指导　儿童和青少年糖尿病肾病患者中,缺乏对高血糖、高血压和血脂异常治疗的相关数据。但糖尿病病程超过5年的患儿,应考虑至少每年筛查尿白蛋白,取随机尿样检测白蛋白/肌酐比值,评估糖尿病肾病。当3次尿标本至少2次白蛋白/肌酐比值升高(＞30毫克/克),应该考虑应用AECI类药物治疗。

2. 老年人用药指导　老年人糖尿病肾病通常有多种合并症,尤其是心血管疾病以及认知功能障碍,因此应加强对多种危险因素的管理。对该类患者尤其应注意避免低血糖的发生,适当调整降糖目标,并视具体情况而选用口服降糖药;应从小剂量开始逐渐增加剂量并注意观察可能的不良反应。

3. 妊娠期妇女用药指导　通常糖尿病肾病患者不建议妊娠,如妊娠期出现糖尿病并发肾功能损害,治疗上建议以胰岛素控制血糖为主,妊娠过程中机体对胰岛素需求是变化的,妊娠中、晚期对胰岛素需要量有不同程度的增加；妊娠32～36周胰岛素需要量达高峰，妊娠36周后稍下降，应根据个体血糖监测结果，及时调整胰岛素用量。但在妊娠中，需密切评估妊娠期妇女的肾脏功能，确定是否继续妊娠。

🍒 用药案例解析

案·例·1

病史：患者，女，65岁，体型偏瘦。诊断2型糖尿病12年余，一直口服格列齐特缓释片、二甲双胍肠溶片降糖治疗。每天坚持服药，但不监测血糖。近期食欲缺乏，频繁出现心悸、大汗。医院就诊查空腹血糖3.22毫摩尔/升，餐后2小时血糖4.98毫摩尔/升，血肌酐260微摩尔/升，肾小球滤过率25.2毫升/分钟。经治疗血糖升至正常，后病情渐平稳。

解析：患者糖尿病病史12年余，平时血糖控制不佳，随着肾功能损害的进一步进展，肾小球滤过率下降，格列齐特和二甲双胍排泄减少，导致药物蓄积，诱发低血糖反应。患者的肾小球滤过率降低至25.2毫升/分钟。二甲双胍与格列齐特已不再适用，应停用口服降糖药物，建议换用胰岛素控制血糖，规律饮食，并加强血糖监测。

案·例·2

病史：患者，男，52岁，体重65千克。诊断2型糖尿病8年余。后一直服用格列喹酮降血糖，血糖控制稳定，近期发

现尿液中有泡沫就诊,查体血压140/90毫米汞柱,尿常规:
尿蛋白(+),尿白蛋白排泄率110毫克/24小时,尿蛋白定量
0.12克/24小时;血生化;血清白蛋白42克/升,血肌酐69微
摩尔/升。

解析:患者糖尿病病史8年,出现蛋白尿,尿白蛋白排泄
率110毫克/24小时,已经符合糖尿病肾病的诊断,患者目前
的血肌酐69微摩尔/升,肾小球滤过率正常。血压140/90毫
米汞柱,略高,血压控制目标应为130/80毫米汞柱。该患者
可考虑加用ACEI或ARB类药物,除了起降低血压作用外,
可扩张肾小球出球小动脉,减少尿蛋白。

案·例·3

病史:患者,男,52岁,身高169厘米,体重85千克。
发现血糖升高10年,蛋白尿1年,一直口服二甲双胍,每
次0.25克,每天3次,近期常规体检发现,血胆固醇6.2毫
摩尔/升,三酰甘油3.1毫摩尔/升,低密度脂蛋白4.2毫摩
尔/升。

解析:高脂血症是糖尿病代谢紊乱的一个突出表现。
高脂血症不仅直接参与糖尿病胰岛素抵抗和心血管并发症
的发生,低密度脂蛋白还可以加重蛋白尿和肾小球及肾小管
间质纤维化的进展。糖尿病肾病患者三酰甘油高于2.26毫
摩尔/升,低密度脂蛋白高于3.38毫摩尔/升,即开始调脂治
疗。治疗目标为三酰甘油降至1.70毫摩尔/升,低密度脂蛋

白降至2.60毫摩尔/升。首选他汀类药物，既可以调血脂，也能改善蛋白尿，延缓肾功能进展。

温馨提示

（1）糖尿病肾病治疗要点在于控制血糖、血压、血脂。

（2）随着糖尿病肾病的进展，肾小球滤过率下降，需调整降糖药物。

（3）肾功能损害，可引起胰岛素代谢减慢，应酌情减少胰岛素用量。

用药常见问题解析

Q1 糖尿病肾病，有蛋白尿，多食用蛋白质，就可补充人体丢失的蛋白吗？

答： 应强调饮食结构合理，包括对碳水化合物、蛋白质、脂肪、钠、钾、磷等营养素的管理。每天摄入的总热量应使患者维持接近理想体重，肥胖者可适当减少热量，消瘦者可适当增加热量。高蛋白质摄入会加重人肾损伤，应避免高蛋白质饮食，严格控制蛋白质每天摄入量，不超过总热量的15%，微量白蛋白尿者每千克体重应控制在0.8～1.0克，显性蛋白尿者及肾功能损害者应控制在0.6～0.8克。

Q2 哪种口服降糖药物对糖尿病肾病患者最好？

答： 各种口服降糖药物的作用机制、服用方法、适宜人群不同，无法单纯地进行疗效比较，因此各有千秋，合适的即是最好的，建议患者一定要在专科医师的指导下选择口服降糖药物。

Q3 糖尿病肾病患者可以用口服降糖药物吗？

答： 糖尿病肾病的不同临床分期，可选择口服药物不同，大部分降糖药可以用于CKD 1～3期，肾脏损害严重，终末期患者推荐胰岛素注射治疗。

Q4 糖尿病肾病除了要控制血糖，还需要做些其他的吗？

答： 糖尿病肾病患者常伴有蛋白尿、高血压、血脂异常等，如果出现以上症状，需要生活方式干预、药物降血压、减少尿蛋白、纠正脂质代谢紊乱，从而延缓肾功能进展。

Q5 糖尿病患者15年，目前肾功能受损，处于CKD3期，有没有药物能逆转肾功能？

答： 糖尿病肾病的治疗在于重点控制血糖、血压等，预防和延缓肾功能进展。在糖尿病肾病早期，肾功能有可能部分恢复，如果肾功能已经损害，一般不可逆转。

方 玲 张圣雨

疾病八　间质性肾炎

疾 病 概 述

❤ 概述

间质性肾炎（interstitial nephritis），又称肾小管间质性肾炎，是由各种原因引起的肾小管-肾间质急、慢性损伤的临床病理综合征。

❤ 分类

临床常分为急性间质性肾炎、慢性间质性肾炎。急性间质性肾炎以多种原因导致短时间内发生肾间质炎性细胞浸润、间质水肿、肾小管不同程度受损伴肾功能不全为特点，临床表现可轻可重，大多数病例均有明确的病因，去除病因、及时治疗，疾病可痊愈或使病情得到不同程度的逆转。慢性间质性肾炎病理表现以肾间质纤维化、间质单个核细胞浸润和肾小管萎缩为主要特征。

❤ 发病原因

临床发病原因多样化，常见原因有以下几种。

1. 感染　　致病感染可有细菌、真菌及病毒等致病微生物感染，包括金黄色葡萄球菌败血症、重症链球菌感染、白喉、猩红热、支原体肺炎、梅毒、布鲁氏菌病、军团菌病、乙肝病毒抗原血症、巨细胞病毒感染、伤寒、麻疹、肾盂肾炎等。

2. 系统性疾病　　如系统性红斑狼疮、干燥综合征、结节病、原发性冷球蛋白血症。血液系统疾病，如多发性骨髓瘤、阵发性血红蛋白尿、淋巴增生性疾病、镰状细胞贫血等。

3. 药物致病　　可能与环孢素、氨基糖苷类抗菌药物、两性霉素B、止痛剂、非甾体类抗炎药、顺铂等长期应用相关。

4. 重金属盐　　可能与如镉、锂、铝、金、铍等长期接触有关。

5. 化学毒物或生物毒素　　如四氯化碳、四氯乙烯、甲醇、乙二醇、煤酚、亚硝基脲或蛇毒、鱼胆毒、蜂毒、蕈毒等中毒史。

6. 代谢疾病　　如胱氨酸病、低钾肾病、尿酸性肾病、糖尿病肾病及淀粉样肾病史。

🍒 临床表现

一般有多尿、烦渴、恶心、夜尿、肉眼血尿、肌无力、松弛性瘫痪、关节痛等表现。

1. 急性间质性肾炎　　急性间质性肾炎因其病因不同，临床表现各异，无特异性。主要突出表现为少尿性或非少尿性急性肾功能不全，可伴有疲乏无力、发热及关节痛等非特异性表现。肾小管功能损失可出现低比重及低渗透压尿、肾小管性蛋白尿及水、电解质和酸碱平衡紊乱，部分患者表现为范可尼（Fanconi）综合征。

2. 慢性间质性肾炎　　慢性间质性肾炎常为隐匿、慢性或急性起病，因肾间质慢性炎症改变，主要为纤维化组织增生，肾小管萎缩,故常有其共同临床表现。

治疗选择

1. 一般治疗　去除病因、控制感染、及时停用致敏药物、处理原发病是间质性肾炎治疗的第一步。

2. 对症支持治疗　纠正肾性贫血、电解质、酸碱及容量失衡,血肌酐明显升高或合并高血钾、心力衰竭、肺水肿等有血液净化指征者,临床应及时行血液净化治疗,急性间质性肾炎可选用连续性血液净化治疗。进入尿毒症期者,如条件允许,可行肾移植治疗。

（1）促进肾小管再生:冬虫夏草有促进肾小管上皮细胞的生长、提高细胞膜的稳定性、增强肾小管上皮细胞耐受缺氧等作用,对小管间质性肾炎有一定治疗。

（2）糖皮质激素:自身免疫性疾病、药物变态反应等免疫因素介导的间质性肾炎,可给予激素治疗。

预后

经积极的综合治疗,早期预后尚可。也有部分患者后期进入慢性肾功能不全阶段。

——— 药 物 治 疗 ———

治疗目标

大多数急性间质性肾炎均有明确的病因,去除病因,及时治疗,使得疾病痊愈或使病情得到不同程度的逆转。积极去除病因,控制感染,及时停用致敏药物、处理原发病。如出现慢性肾功能减退,治疗目标为延缓肾损害进展。

常用药物

主要包括糖皮质激素和细胞毒药物,见表10。

表10　间质性肾炎的常用治疗药物

常用药物	适应证	禁忌证	服用时间	不良反应	储存条件
泼尼松	过敏性与自身免疫性疾病	参见急进性肾小球肾炎的【常用药物】			
甲泼尼龙	过敏性与自身免疫性疾病	参见急进性肾小球肾炎的【常用药物】			
环磷酰胺	自身免疫性疾病	参见急进性肾小球肾炎的【常用药物】			

联合用药注意事项

(1)免疫抑制药物与部分药物合用可导致血液中药物浓度改变,引起药物过量中毒或疗效不佳。

1)环孢素:与下列药物合用,可提高环孢素血浓度。氯喹、大环内酯类抗生素(红霉素、交沙霉素、普那霉素)、酮康唑、氟康唑和伊曲康唑、地尔硫䓬、尼卡地平、维拉帕米、甲氧氯普胺、口服避孕药、达那唑、甲泼尼龙(高剂量)、别嘌醇、胺碘酮、胆酸及其衍生物、多西环素、普罗帕酮。而与巴比妥酸盐、卡马西平、苯妥英钠、新青霉素Ⅲ、磺胺二甲嘧啶静脉注射剂、利福平、奥曲肽、普罗布考等合用时,会降低环孢素血浓度。

2)他克莫司:下列药物可能具有潜在抑制他克莫司代谢的作用:溴隐亭、可的松、麦角胺、红霉素、孕二烯酮、炔雌醇、醋竹桃霉素、交沙霉素、氟康唑、酮康唑、咪康唑、咪达唑仑、尼伐地平、奥美拉唑、他莫昔芬和维拉帕米。可能增加他克莫司血药浓度,引起毒性反应。而包括巴比妥类（如苯巴比妥）、苯妥英、利福平、卡马西平、安乃近、异烟肼的药物可能增加他克莫司代谢,引起药物的疗效。

（2）免疫抑制药物可引起其他药物疗效或引起中毒反应,合用时应慎重。

1）环孢素:环孢素可降低地高辛、秋水仙碱、洛伐他汀和泼尼松龙的清除率。这可导致地高辛中毒以及增加洛伐他汀和秋水仙碱对肌肉的潜在毒性（引起肌肉疼痛和无力）、肌炎和横纹肌溶解。

2）他克莫司:他克莫司为血浆蛋白结合率高的药物,可引起口服抗凝剂药物（华法林）、口服降糖药（磺酰脲类）的游离药物浓度增加,增加出血和低血糖反应风险。

3）环磷酰胺:可使血清中假胆碱酯酶减少,使血清尿酸水平增高,因此,与抗痛风药物如别嘌醇、秋水仙碱等同用时,应调整抗痛风药物的剂量。

特殊人群用药指导

1. **儿童和青少年用药指导**　目前国内外儿童和青少年药物应用的安全性、有效性的数据有限,故应谨慎使用。儿童长期服用糖皮质激素会抑制生长、升高血糖等。免疫抑制药物降低儿童抵抗力,诱发感染。如感染诱发的急性间质性肾炎,儿童避免使用毒性较大的抗菌药物,如氨基糖苷类、氟喹诺酮类。

2. **老年人用药指导**　老年人长期服用糖皮质激素和免疫抑制药物易诱发感染、糖尿病、高血压、骨质疏松、白内障、青光眼等,应慎重。

3. **妊娠期妇女用药指导**　妊娠期妇女长期服用糖皮质激素选用中短效药物（泼尼松、甲泼尼松）,避免使用长效药物（地塞米松)。妊娠期妇女禁用免疫抑制药物。如感染诱发的急性间质性肾炎,避免使用毒性较大的抗菌药物氨基糖苷类、氟喹诺酮类,可选用青霉素类和头孢类。

用药案例解析

案·例·1

　　病史:患者,女,64岁,咳嗽、咳痰3天,门诊以"肺部感染"治疗,给予克林霉素,4天后,咳嗽咳痰缓解,但出现全程性肉眼血尿,伴少尿,中、下腹部隐痛不适,恶心、呕吐。既往无高血压、糖尿病及肾脏病史。医院就诊查血常规:白细胞$12×10^9$/升,红细胞$4.1×10^{12}$/升;尿常规:尿蛋白2+;肾功能:血尿素氮11.05毫摩尔/升,血肌酐275微摩尔/升;肾脏B超:双肾体积增大。

　　解析:患者因咳嗽、咳痰就诊于当地诊所,考虑为上呼吸道感染,给予克林霉素800万单位每天静滴4天后,出现下肢针尖大小的出血点、少尿、胸闷入院,检查提示尿嗜酸细胞增多、血肌酐升高,考虑克林霉素引起的急性间质性肾炎,给予口服泼尼松片治疗,并停用克林霉素,患者1周后皮疹消失、尿量增多,肾功能改善出院。

案·例·2

　　病史:患者,男,28岁,近期畏寒、发热、双踝关节肿痛。医院就诊查尿蛋白2+,红细胞2～5个/HP,白细胞6～9个/

HP，24小时尿蛋白定量2.1克；血沉110毫米/小时；血尿素氮20.71毫摩尔/升，血肌酐594微摩尔/升，估算肾小球滤过率31毫升/(分钟·1.73米^2)。尿量：1 200毫升/24小时。

解析：考虑为特发性急性间质性肾炎，累及肾小管间质的自身免疫性疾病。肾脏多以镜下血尿、蛋白尿、肾小管功能损害及非少尿性急性肾衰竭为主要表现。治疗上主要应用糖皮质激素，给予足量泼尼松。同时补充钙剂，预防激素引起的骨质疏松，同时注意避免感染。

温馨提示

（1）未经医师或药师允许，不要擅自使用或停用任何一种药物。

（2）间质性肾炎患者不能随意停药或减量，否则会导致疾病的加重或复发。

（3）间质性肾炎患者用药期间，应遵医嘱定期门诊随访。

用药常见问题解析

Q1 哪些药物会引起急性间质性肾炎？

答：多种药物均可引起，常见原因如下。

（1）抗菌药物，如庆大霉素、青霉素类、头孢类、大环内酯类（阿奇霉素、红霉素等）、喹诺酮类（左氧氟沙星、环丙沙星等）及万古霉素等。

（2）非甾体类解热镇痛药,如布洛芬、萘普生、阿司匹林等。

Q2 中药是不是没有毒性,不会引起肾脏损害?

答: 并非如此,引起间质性肾炎和肾脏损害的中药有很多,如含马兜铃酸的中药:广防己、关木通、青木香、天仙藤、寻骨风等;其他还有雷公藤、草乌、秋水仙、巴豆、土牛膝等。不可自行服用中药。

Q3 服用免疫抑制药物他克莫司,有什么要注意的?

答: 用药前有高血压、糖尿病、心血管疾病及感染性疾病患者服用必须咨询医师;严格遵照医嘱规律服用,定期监测血药浓度,切不可自行增减药量及自行停药;食物对其吸收影响很大,必须空腹服用。避免服用能明显影响其血药浓度的食物,如葡萄柚等;他克莫司与许多药物存在相互作用,如红霉素、小檗碱、地尔硫䓬、五酯胶囊等都可引起血药浓度剧烈波动。因此,联用其他药物时必须咨询医师或药师,并告知自己服用的药物;服药期间,注意防晒;服药期间接种疫苗需咨询医师;服药期间注意避孕。

Q4 据说激素不良反应大,都有哪些不良反应及预防措施?

答: 诱发或加重感染,减少去人流拥挤的地方,预防感染,注意口腔卫生;食欲增加、体重增加、痤疮,适当运动,清淡饮食,控制饮食总量,控制体重;恶心、上腹痛和黑便,注意护胃,如有黑便等消化道出血症状及时就诊;骨质疏松,注意补钙,预防骨质疏松；高血压、糖尿病，密切监测血压、血糖；兴奋失眠、情绪不稳，规律作息，调整心态，严重者及时就诊。

Q5 患者未育，以后打算生育，能否使用环磷酰胺？

答： 环磷酰胺有生殖毒性，可能导致不育：男性睾丸萎缩、血中促性腺激素增加、不可逆的精子生成障碍；女性卵巢早衰、卵巢功能紊乱、少经、排卵异常，偶见不可逆的排卵失调，伴有闭经、雌激素下降及相关症候群。应根据病情需要慎重选用。如有生育要求，应与医师探讨治疗方案的选择。

方　玲　张圣雨

疾病九　急性肾损伤

概述

急性肾损伤(acute kidney injury，AKI)是一组以肾小球滤过率迅速下降为特点的临床综合征，其临床指标为肌酐、尿素及其他代谢废物及体液的潴留，重要的临床表现与水钠潴留、容量超负荷、高血钾及酸中毒有关。

发病原因

AKI的病因多样，可分为肾前性、肾性及肾后性，肾前性是由血容量不足、心搏出量下降、周围血管扩张、肾脏血管收缩、脓毒血症等引起的肾脏低灌注；肾性是由肾实质性疾病、肾小管坏死、肾间质疾病、肾血管疾病等导致的肾脏本身疾病；肾后性指各种尿路梗阻引起的肾脏损伤。AKI的病因多种多样，常有感染、导致有效循环容量下降或血压下降的各种因素、各种肾毒性药物等诱因，AKI发生的易感人群包括存在基础肾脏病、高血压、糖尿病、心血管疾病和高龄患者。

🍐 **临床表现**

急性肾衰竭临床表现,以最常见的急性肾小管坏死为例,可分为3期。

1. **少尿期**　① 大多数在有症状12～24小时后开始出现少尿或无尿。一般持续2～4周。② 可有厌食、恶心、呕吐、腹泻、呃逆、头昏、头痛、烦躁不安、贫血、出血倾向、呼吸深而快,甚至昏迷、抽搐。③ 血尿素氮、肌酐等升高。④ 电解质紊乱:可有高血钾、低血钠、高血镁、高血磷、低血钙等,尤其是高钾血症。严重者可导致心搏骤停。⑤ 水平衡失调,易产生过多的水潴溜;严重者导致心力衰竭、肺水肿或脑水肿。⑥ 易继发呼吸系统及尿路感染。

2. **多尿期**　少尿期后尿量逐渐增加,当每天尿量超过500毫升时,即进入多尿期。此后,尿量逐日成倍增加,最高尿量每天3 000～6 000毫升,甚至可达到10 000毫升以上。在多尿期初始,尿量虽增多,但肾脏清除率仍低,体内代谢产物的蓄积仍存在。4～5天后,血尿素氮、肌酐等随尿量增多而逐渐下降,尿毒症症状也随之好转。钾、钠、氯等电解质从尿中大量排出可导致电解质紊乱或脱水,应注意少尿期的高峰阶段可能转变为低钾血症。此期持续1～3周。

3. **恢复期**　尿量逐渐恢复正常,3～12个月肾功能逐渐复原。

🍐 **治疗选择**

1. **一般治疗**　积极控制病因,去除加重急性肾损伤的可逆因素;维持机体的水、电解质和酸碱平衡;营养支持;控制感染。

2. **药物治疗**　根据病因不同,采用不同的治疗方案,如肾前性的,纠正心功能不全、维持体内水电解质稳定,肾小管间质性的给予激素治疗,肾小球性的给予激素、免疫抑制剂,肾血管性的给予保护血管内皮细胞、防治血栓等。主要有维持电解质平衡药物、利尿剂、血管活性药物、营养支持、护肾药物。

3. 血液净化治疗　　血液净化在急性肾衰竭的救治中起到关键的作用,常用模式有血液透析、血液滤过和腹膜透析三大基本类型。对纠正氮质血症、心力衰竭、严重酸中毒及脑病等症状均有较好的效果,近年来连续性肾脏替代疗法的应用,使其死亡率大大下降。

🍂 预后

AKI发生患者只有1/2～2/3的患者在数月内肾功能可完全恢复,约有50%的患者有亚临床的肾小球滤过和肾小管功能缺陷,部分病例的肾小管浓缩功能需1年以上才可恢复。部分AKI患者如救治不及时可转为慢性肾功能不全或肾衰竭,其需要持续性透析治疗的比例显著增高或5年肾脏生存率显著下降。

药 物 治 疗

🍂 治疗目标

急性肾损伤主要治疗目的是维持机体的水、电解质和酸碱平衡,保证重要脏器尤其是肾脏的血流灌注,减轻氮质血症,防治并发症,促进肾功能的尽快恢复。

🍂 常用药物

主要为对症治疗药物,见表11。

表 11　急性肾损伤的常用治疗药物

常用药物	适应证	禁忌证	服用时间	用法用量	不良反应	储存条件
氯化钠	各种原因所致的失水：高渗性非酮症糖尿病昏迷；低氯性代谢性碱中毒			针对高渗性、等渗性、低渗性脱水，给予不同剂量	输液过多、过快，可致水钠潴留，引起水肿、血压升高、心率加快、胸闷、呼吸困难，甚至急性左心衰竭。过多、过快给予低渗氯化钠可致溶血、脑水肿等	密封保存
氯化钾	治疗各种原因引起的低钾血症	①高钾血症患者；②急、慢性肾功能不全者		补钾剂量、浓度和速度根据临床病情及实验室检查而定。每天补钾量为3~4.5克	静脉滴注浓度较高、速度较快或静脉较细时，易刺激静脉内膜引起疼痛，甚至发生静脉炎；高钾血症	密闭保存
葡萄糖酸钙	治疗钙缺乏、急性血钙过低、碱中毒及甲状旁腺功能低下所致的手足搐搦症			成人用于低钙血症，一次1克，需要时可重复	可致高钙血症，早期表现为便秘、嗜睡、持续头痛、食欲缺乏，口中有金属味、异常口干等，晚期表现为精神错乱、高血压、眼和皮肤对光敏感、恶心、呕吐、心律失常等	密封保存
碳酸氢钠	治疗代谢性酸中毒	对本药过敏者		代谢性酸中毒，静脉滴注	可致代谢性碱中毒，表现为水肿、精神症状、肌肉疼痛或抽搐、呼吸减慢、口内异味、异常疲倦虚弱、低钾血症等	密闭保存

（续表）

常用药物	适应证	禁忌证	服用时间	用法用量	不良反应	储存条件
去甲肾上腺素	升压药使血压回升，暂时维持脑与冠状动脉灌注	① 与含氟类的麻醉剂和其他儿茶酚胺类药合并使用；② 可卡因中毒患者及心动过速患者		用5%葡萄糖注射液或葡萄糖氯化钠注射液稀释后静脉滴。具体用量遵医嘱	可致肾缺血、酸中毒，导致肾损伤加重	遮光，密闭，在阴凉处保存
多巴胺	适用于心肌梗死、创伤、内毒素败血症、心脏手术、肾衰竭等引起的心力衰竭性休克综合征			静脉注射，具体用法用量遵医嘱	常见胸痛、呼吸困难、心悸、心律失常、全身软弱无力感；少见心跳缓慢、头痛、恶心呕吐	密封保存
非洛地平	高血压	① 急性心肌梗死患者；② 不稳定型心绞痛患者；③ 代偿性心衰患者	宜在早晨空腹服用	常用剂量5毫克/次，1天1次	轻到中度的踝部水肿、面部潮红、头痛、心悸、头昏和疲乏等	25℃以下保存
硝苯地平	心绞痛、高血压	对硝苯地平过敏者		常用剂量为口服10~20毫克（1~2片）/次，1天3次	外周水肿、头晕、头痛、恶心、乏力、面部潮红和一过性低血压等	遮光，密封保存

联合用药注意事项

葡萄糖酸钙与氯化钾合用时,应注意心律失常的发生;碳酸氢钠注射液与呋塞米合用,增加发生低氯性碱中毒的危险性;呋塞米与多巴胺、甘露醇合用,利尿作用加强;去甲肾上腺素与非洛地平、硝苯地平合用可抵消或减弱降压药的作用。

特殊人群用药指导

1. 儿童用药指导　　脂肪乳用药会加重有呼吸障碍和出生时体重过轻婴儿的呼吸障碍,应慎重用药。

2. 老年人用药指导　　硝苯地平在老年人的半衰期延长,应用时注意调整剂量。

3. 妊娠期妇女用药指导　　碳酸氢钠注射液、氯化钾注射液、多巴胺注射液动物繁殖性研究证明该药品对胎儿有毒副作用,妊娠期妇女慎用;非洛地平在动物研究中观察到致畸性,妊娠期妇女禁用。

4. 哺乳期妇女用药指导　　非洛地平可分泌进入乳汁,哺乳期妇女禁用。

用药案例解析

　　病史:患者,男,47岁,因慢性胃炎服用中药汤剂2年,发现少尿2天入院,入院诊断为急性肾损伤。住院期间予以对症维持水电解质和酸碱平衡、营养支持、透析治疗,肾功能逐渐恢复正常,出院。

　　解析:中药汤剂指将药材饮片或粗颗粒加水煎煮或沸水浸泡后,去渣取汁而得到的液体制剂,常由多种中药组成,有些成分可对肾功能造成损伤,如马兜铃酸,许多中药都含有该成分,马兜铃酸具有肾毒性,引起马兜铃肾病。该患者服用中药汤剂2年,不清楚汤剂中具体中药品种,期间也未检查肾功能指标,此次出现急性肾功能损伤,还好处理及时,肾功能得以恢复。因此,患者一定要到正规医院中医科/中医院开具中药,服药期间要监测肾功能,避免造成急性肾功能损伤。

案·例·2

　　病史:患者,男,57岁,因肾结石引起尿路梗阻,导致急性肾功能损伤,住院期间手术排除梗阻因素,肾功能恢复正常出院。

　　解析:肾结石是一种泌尿系统常见疾病,可引起肾积水、肾盂肾炎,肾结石引起尿路梗阻,肾脏因某种因素阻塞造成功能受损,引起急性肾衰竭的产生。因此,肾结石患者日常生活注意观察身体状态,定期检查,一旦遇到腰部疼痛,少尿无尿状态,就要及时到医院就诊,尽快解除梗阻因素,避免造成急性肾功能损伤。

温馨提示

（1）急性肾损伤患者不能随意停药或减量，否则会导致疾病的加重或复发。

（2）急性肾损伤患者用药期间，应遵医嘱定期门诊随访。

用药常见问题解析

Q1 服用肾衰宁期间，大便次数增加正常吗？

答： 肾衰宁片含有大黄成分，有通便泻下功能，排出体内毒素，服药后大便每天2～3次为宜，超过4次者需减量服用。服药期间，慎用植物蛋白类食物，如豆类等相关食品；患者如有出血症状，禁止使用。

Q2 百令胶囊和金水宝胶囊可以同时服用吗？

答： 百令胶囊和金水宝胶囊主要成分都为发酵虫草菌粉，作用机制相同，两者同时使用属重复用药，应避免两者合用。

Q3 急性肾损伤时，饮食方面该如何调整？

答： 严格遵循低盐饮食，以1～3克/天为宜。避免摄入含钠量高的食物、药物及饮料；低脂饮食，以每天不超过40克为宜。少食动物油脂，多食植物油如芝麻油及鱼油；摄入适量优质蛋白质饮食，以每天每千克体质量1克为宜；保证充分热量摄入，每天每千克体重不少于30～35千卡。增加富含可溶性纤维素的摄入,以利降低血脂;水分摄入以前一天尿量增加500毫升为当日量。

Q4 发生急性肾损伤时,前期服用的药物都需要停用吗?

答: 由于大多数药物都由肾脏排泄,对肾脏功能会有一定影响,继续服用会加重肾脏负担,同时,肾脏功能障碍,会影响药物排泄,导致药物在体内潴留,对身体造成不利损伤,因此,急性肾损伤发生时,前期服用的药物尽量停用。根据医师建议,再使用相关药物。

Q5 发生急性肾损伤少尿、无尿状态时,需立即去医院就医吗?

答: 患者发现身体无尿或少尿状态时,应立即去医院就诊,首先分析发生急性肾损伤原因,尽快排除诱发因素,采取护肾措施,促使肾功能尽快恢复,如果自行服药,会耽误最佳治疗时间,预后不理想,可能会给肾功能造成不可逆的损伤。

张圣雨　汪裕伟

疾病十　慢性肾衰竭

─── 疾　病　概　述 ───

❤ 概述

　　慢性肾衰竭（chronic renal failure，CRF）是各种原因所致肾脏损害，导致肾功能持续不可逆转性减退，最终发展为慢性肾衰竭。CRF表现为肾小球滤过率（glomerular filtration rate，GFR）下降及与此相关的代谢紊乱和临床症状组成的综合征。慢性肾衰竭可分为以下四个阶段：① 肾功能代偿期；② 肾功能失代偿期；③ 肾衰竭期（尿毒症前期）；④ 尿毒症期。

❤ 发病原因

　　CRF的病因主要有原发性与继发性肾小球肾炎（如糖尿病肾病、高血压肾小动脉硬化、狼疮性肾炎等）、肾小管间质病变（慢性肾盂肾炎、慢性尿酸性肾病、梗阻性肾病、药物性肾病等）、肾血管病变、遗传性肾病（如多囊肾、遗传性肾炎）等。在发达国家，糖尿病肾病、高血压肾小动脉硬化已成为CRF的主要病因，在发展中国家，这两种疾病在CRF各种病因中仍位居原发性肾小球肾炎之后,但近年也有明显增高趋势。双侧肾动脉狭窄或闭塞所引起的"缺血性肾病"(ischemic nephropathy),在老年CRF的病因中占有较重要的地位。

临床表现

在CRF的不同阶段,其临床表现也各不相同。在CRF的代偿期和失代偿早期,患者可以无任何症状,或仅有乏力、腰酸、夜尿增多等轻度不适;少数患者可有食欲减退、代谢性酸中毒及轻度贫血。CRF中期以后,上述症状更趋明显。在尿毒症期,可出现急性心力衰竭、严重高钾血症、消化道出血、中枢神经系统障碍等严重并发症,甚至有生命危险。

治疗选择

1. 一般治疗　首先使患者正确认识疾病,树立信心和耐心,能够与医师配合治疗。其次可以给予优质低蛋白质饮食0.6克/(千克体重·天)、富含维生素饮食,如鸡蛋、牛奶和瘦肉等优质蛋白质。患者必须摄入足量热卡,一般为30～35千卡/(千克体重·天)。最后低蛋白质饮食加必需氨基酸或α-酮酸治疗,应用α-酮酸治疗时注意复查血钙浓度,高钙血症时慎用。在无严重高血压及明显水肿、尿量＞1 000毫升/天者,食盐2～4克/天。

2. 药物治疗

(1) 纠正代谢性酸中毒:主要为口服碳酸氢钠($NaHCO_3$),必要时可静脉输入。也可根据患者情况同时口服或注射呋塞米以增加尿量,防止钠潴留。

(2) 水钠代谢紊乱的防治:为防止出现水钠潴留,需适当限制钠摄入量,一般氯化钠($NaCl$)摄入量应不超过6～8克/天。有明显水肿、高血压者,钠摄入量一般2～3克/天(NaCl摄入量5～7克/天),个别严重病例可限制为1～2克/天(NaCl 2.5～5克/天)。对严重肺水肿急性左心衰竭者,常需及时给予血液透析或持续性血液滤过,以免延误治疗时机。

(3)高钾血症的防治:当GFR＜25毫升/分钟(或Scr＞3.5～4毫克/分升)时,即应限制钾的摄入(一般为1 500～2 000毫克/天)。当GFR＜10毫升/分钟或血清钾水平＞5.5毫摩尔/升时,则应严格限制钾摄入(一般低于1 000毫克/天)。在限制钾摄入的同时,还应及时纠正酸中毒。

(4)高血压的治疗:透析前慢性肾衰患者的血压应＜130/80毫米汞柱,维持透析患者血压一般不超过140/90毫米汞柱。

(5)贫血的治疗:如排除缺铁等因素,Hb＜100～110克/升或HCT不超过30%～33%,即可开始应用重组人红细胞生成素(rHuEPO)治疗,皮下或静脉注射,以皮下注射更好。在应用rHuEPO时,应同时重视补充铁剂。口服铁剂主要有琥珀酸亚铁、硫酸亚铁等。部分透析患者口服铁剂吸收较差,故常需要经静脉途径补充铁,以氢氧化铁蔗糖复合物(蔗糖铁)的安全性及有效性最好。

(6)低钙血症、高磷血症和肾性骨病的治疗:当GFR＜30毫升/分钟时,除限制磷摄入外,可口服磷结合剂,以碳酸钙较好。口服碳酸钙一般每次0.5～2克,每天3次,餐中服用。对明显高磷血症(血清磷水平＞7毫克/分升)或血清钙、磷乘积＞65(毫克^2/分升^2)者,则应暂停应用钙剂,以防加重转移性钙化,此时可短期服用氢氧化铝制剂(10～30毫升/次,每天3次),待钙、磷乘积＜65(毫克^2/分升^2)时,再服用钙剂。

(7)防治感染:平时应注意防止感冒,预防各种病原体的感染。抗生素的选择和应用原则,与一般感染相同,唯剂量要调整。在疗效相近的情况下,应选用肾毒性最小的药物。

(8)高脂血症的治疗:透析前慢性肾衰竭患者与一般高脂血症者治疗原则相同,应积极治疗。但对维持透析患者,高脂血症的标准宜放宽,如血胆固醇水平保持在250~300毫克/分升,血三酰甘油水平保持在150~200毫克/分升为好。

(9)口服吸附疗法和导泻疗法:透析前CRF患者,可口服氧化淀粉或活性炭制剂、大黄制剂或甘露醇(导泻疗法)等,以利用胃肠道途径增加尿毒症毒素的排出,对减轻患者氮质血症起到一定辅助作用。

(10)其他:① 糖尿病肾衰竭患者随着GFR明显下降,必须相应减少胰岛素用量;② 高尿酸血症通常不需药物治疗,但如有痛风,则口服别嘌醇0.1克,每天1~2次;③ 皮肤瘙痒:口服抗组胺药物,控制高磷血症及强化透析,对部分患者有效。

3. 尿毒症的替代治疗   大部分慢性肾衰竭最终会进展到终末期肾病,也就是我们常说的尿毒症,主要表现为恶心、呕吐、食欲缺乏、口中有异味、贫血、乏力及高血压等不适。尿毒症患者主要治疗方式为肾脏替代治疗,即血液透析、腹膜透析以及肾移植,目前最常见的是血液透析和腹膜透析,但其仅仅可部分代替肾脏的排泄功能(相当于正常肾脏的10%~15%),而不能代替肾脏内分泌和代谢功能。

血液透析是用半透膜将血液和透析液隔开,通过物质交换的形式,清除体内的代谢废物、维持患者体内水盐电解质和酸碱平衡,但是血液透析间断清除患者毒素以及血容量,故患者需要控制饮水,避免血容量负荷腹膜透析是利用人体腹膜(表面有许多小孔)作为透析膜,通过灌入腹腔的透析液与腹膜另一侧

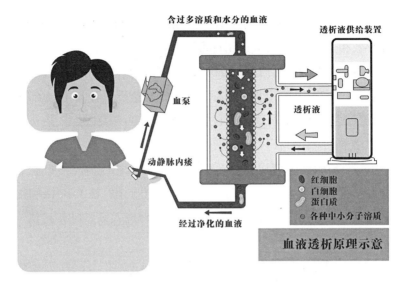

含过多溶质和水分的血液

透析液供给装置

血泵

透析液

动静脉内瘘

经过净化的血液

红细胞
白细胞
蛋白质
各种中小分子溶质

血液透析原理示意

的毛细血管内的血浆成分进行溶质和水分的交换,清除体内多余的代谢产物和水分,同时补充机体所必需的物质。具有设备简单,易于操作,患者可以自行操作,每天将透析液输入腹腔,并交换4～5次。腹膜透析具有费用低、保护残余肾功能方面优于血液透析特点,适合于糖尿病患者、年轻人及动静脉内瘘有困难的人群。

预后

　　慢性肾衰竭的预后一般较不好,如控制不好很容易发展到尿毒症。慢性肾衰竭是一种常见的临床综合征,它发生在各种慢性肾实质疾病的基础上,缓慢地出现肾功能减退而至肾衰竭。据国际肾脏病协会统计,慢性肾脏疾病的发病率为2‰～3‰,尿毒症的发病率为0.1‰～0.15‰,且患者人数呈逐年增多的趋势。

药 物 治 疗

治疗目标

CRF药物治疗的目的包括以下几点。

（1）缓解CRF症状,减轻或消除患者痛苦,提高生活质量。

（2）延缓CRF病程的进展,防止其进行性加重。

（3）防治并发症,提高生存率。

常用药物

主要包括改善贫血、降压、降血磷等治疗药物,见表12。

特殊人群用药指导

1. 儿童用药指导　　儿童CRF患者在医师的指导下可选择琥珀酸亚铁、硫酸亚铁、蔗糖铁、碳酸钙 D3 颗粒、氨氯地平使用,具体药物选择应遵医嘱。但由于儿童机体发育尚未完全,对于 ACEI、ARB 和 CCB 类药物的使用不良反应尚不明确,所以在使用此类药物时应尽量短期使用并加强监测,预防不良反应的发生。

2. 老年人用药指导　　老年人CRF患者在医师的指导下可选择重组人红细胞生成素、琥珀酸亚铁、硫酸亚铁、蔗糖铁、碳酸钙 D3 颗粒、骨化三醇、培哚普利、盐酸贝那普利、厄贝沙坦、缬沙坦、非洛地平使用,具体药物选择应遵医嘱。但由于老年人肝肾功能多有不同程度的减退,用药期间需加强监测血常规、肝肾功能等指标。尤其对于65岁以上的老年人,其消除半衰期可能延长且易发生肝或肾功能不全,所以建议老年人从小剂量开始服用。

表 12　慢性肾衰竭的常用治疗药物

常用药物	适应证	禁忌证	服用时间	用法用量	不良反应	储存条件
琥珀酸亚铁	用于缺铁性贫血的预防和治疗	①肝肾功能严重损害，尤其是伴有未经治疗的尿路感染者；②铁负荷过高、血色病症或含铁黄素沉着症者；③非缺铁性贫血（如地中海贫血）患者	饭后或饭时	①用于预防：成人1天1片，妊娠期妇女1天2片，儿童1天0.5片；②用于治疗：成人1天2～4片，儿童1天1～3片，分次服用	①可见胃肠道不良反应，如恶心、呕吐、上腹部疼痛、便秘；②本品可减少肠蠕动，引起便秘，并排黑便	遮光、密封，在干燥处保存
硫酸亚铁	用于各种原因（如慢性失血、营养不良、妊娠、儿童发育期等）引起的缺铁性贫血	①肝肾功能严重损害，尤其是伴有未经治疗的尿路感染者；②铁负荷过高、血色病症或含铁黄素沉着症者；③非缺铁性贫血（如地中海贫血）患者	饭后或饭时	口服成人：预防用，1天1次；治疗用，1天1次；治疗用，1天1次，1次1片，1天3次，饭后服	①可见胃肠道不良反应，如恶心、呕吐、上腹部疼痛、便秘；②本品可减少肠蠕动，引起便秘，并排黑便	遮光、密封，在干燥处保存
碳酸钙D3颗粒	用于儿童、妊娠期和哺乳期妇女、更年期妇女、老年人等的钙补充剂，并帮助防治骨质疏松症	高钙血症、高尿酸血症、含钙结石或有肾结石病史者	饭后	用水适量冲服。成人，1次1袋，1天1～2次，1天最大量不超过3袋；儿童，1次半袋，1天1～2次	①嗳气、便秘；②过量服用可发生高钙血症，偶可发生乳-碱（Milk-Alkali）综合征，表现为高血钙、碱中毒及肾功能不全（因服用牛奶及碳酸钙或单用碳酸钙引起）	遮光、密封且存在不超过25℃保存

（续表）

常用药物	适应证	禁忌证	服用时间	用法用量	不良反应	储存条件
司维拉姆	用于控制正在接受透析治疗的慢性肾脏病成人患者的高磷血症	对本品任何成分过敏者；低磷血症患者；肠梗阻患者	饭时	起始剂量 本品的推荐起始剂量为每次0.8克或1.6克，每天3次，随餐服药。剂量调整：剂量调整的间隔为2～4周，每次剂量调整的幅度为0.8克/每餐剂量增加1片，直至达到可接受的血清磷水平，此后则定期进行监测。 用药方法：药片应完整吞服，并且在服用前不应压碎，咀嚼或打成碎片	瘙痒、皮疹、肠梗阻/不完全性肠梗阻和肠道穿孔	密封，在30℃以下干燥处保存
骨化三醇	用于肾性骨营养不良，如慢性肾衰竭患者（尤其是进行血液透析或腹膜透析者）所致肾性骨营养不良	对维生素D及其类似物过敏，具有高钙血症，维生素D中毒征象者	饭后	每天口服0.3～0.5微克，分2次服	①本药不良反应发生率很低，如小剂量（每天小于0.5微克）单独给药，尚未观察到不良反应；②注射给药偶有注射部位疼痛、红肿和过敏反应；③长期大剂量用药可引起软弱无力、嗜睡、头痛、恶心、呕吐、肌肉酸痛、骨痛、口腔金属味等	铝塑泡罩：遮光，密闭，25℃以下保存

（续表）

常用药物	适应证	禁忌证	服用时间	用法用量	不良反应	储存条件
卡托普利	①高血压，可单独应用或与其他降压药合用；②心力衰竭，可单独强心利尿或与强心利尿药合用	对本品或其他血管紧张素转换酶抑制剂过敏者	餐前1小时服药	①成人常用量：高血压，口服一次1~2片，每天2~3次。②小儿常用量：降压与治疗心力衰竭，均开始按体重0.3毫克/千克（以卡托普利计算），每天3次，必要时，每隔8~24小时增加0.3毫克/千克，求得最低有效量	①皮疹，可能伴有瘙痒和发热，常发生于治疗4周内，呈斑丘疹或荨麻疹，减量，停药或给抗组胺药后消失。7%~10%伴嗜酸性细胞增多或出现抗核体阳性；②心悸、心动过速、胸痛；③咳嗽；④味觉迟钝	遮光，密封，在30℃以下干燥处保存
培哚普利	高血压与充血性心力衰竭	①对培哚普利、赋形剂或其他血管紧张素转化酶抑制剂过敏；②与使用血管紧张素转化酶抑制剂相关的血管神经性水肿史；③遗传或特发性血管神经性水肿；④妊娠第4~9个月	每天清晨餐前服用1次	肾血管性高血压、钠和（或）容量性丢失、心搏失代偿或重度高血压的患者，在起始剂量后可能会引起血压的过度下降。对于此类患者，建议从2毫克的剂量开始应用。老年人应该从2毫克开始，1个月后逐渐增加至4毫克。如必要，可根据肾功能情况增加8毫克	可能发生血尿素和血浆肌酐升高。也可发生高钾血症，但停药后可以恢复。这些情况在肾功能不全、严重的心力衰竭和肾血管性高血压的患者更易发生。肝酶及血清胆红素升高的报告罕见	30℃以下密封保存

（续表）

常用药物	适应证	禁忌证	服用时间	用法用量	不良反应	储存条件
盐酸贝那普利	①各期高血压;②无症状性心力衰竭;③作为和洋地黄和(或)利尿剂反应不佳的充血性心力衰竭患者(NYHA分级Ⅱ–Ⅳ)的辅助治疗	①已知对贝那普利,相关化合物或本品的任何辅料过敏者;②有血管紧张素转换酶抑制剂引起血管神经性水肿病史者;③一经检测出妊娠时,应尽快停止使用本品	饭后	①未用利尿剂者开始治疗时每天推荐剂量为10毫克(1片),每天1次。若疗效不佳,可加至每天20毫克(2片)。必须根据血压的反应来对使用剂量进行调整。通常应该每隔1~2周调整一次。②在给药间隔末期,降压作用可能减弱,此类患者,每天总剂量的每日应均分成2次服用,或加用利尿剂。本品治疗高血压的每日最大推荐剂量为40毫克(4片),1次或均分为2次服用	小肠血管性水肿,过敏样反应,高钾血症,粒细胞缺乏症,嗜中性粒细胞减少	30℃以下密封保存
氯沙坦	适用于治疗原发性高血压	糖尿病患者不应联合使用本品与阿利吉仑	饭后	对大多数患者,通常起始和维持剂量为每天1次,50毫克。治疗3~6周可达到最大降压效果。在部分患者中,剂量增加到每天一次100毫克可产生进一步的降压作用。对老年患者或肾损害患者包括做血液透析的患者,不必调整起始剂量	临床试验发现本品耐受性良好;不良反应轻微且短暂。在对原发性高血压的临床对照研究中,发生率≥1%,与药物有关的发生率比安慰剂高的唯一不良反应是头晕。另外,不足1%的患者发生与剂量有关的直立性低血压	遮光,密封,30℃以下干燥处保存

（续表）

常用药物	适应证	禁忌证	服用时间	用法用量	不良反应	储存条件
厄贝沙坦	①治疗原发性高血压；②合并高血压的2型糖尿病肾病的治疗	①已知对本品成分过敏；②妊娠期第4～9个月；③哺乳期		通常建议的初始剂量和维持剂量为每天150毫克。饮食对服药无影响。一般情况下，厄贝沙坦150毫克每天1次比75毫克能更好地控制24小时的血压。但对某些特殊的患者，特别是进行血液透析和年龄超过75岁的患者，初始剂量可考虑用75毫克	少量病例出现皮疹、荨麻疹、血管神经性水肿等高敏感性反应、高血钾、头痛、耳鸣、味觉缺失、肝功能异常、肝炎、肌痛、关节痛、肾功能损伤，包括个别在有风险的患者中发生肾衰竭	30℃以下干燥处保存
缬沙坦	适用于各类轻至中度高血压，尤其适用于对ACE抑制剂不耐受的患者	已知对本品过敏者禁用；妊娠期和哺乳期妇女禁用	早上服用	推荐剂量为80毫克，每天1次。未能充分控制血压的患者，日剂量可增至160毫克或加用利尿剂	头痛、头晕、病毒感染、上呼吸道感染、咳嗽、腹泻、疲劳、皮疹、鼻炎、背痛、恶心、咽炎及关节疼痛。不良反应的发生率与剂量和治疗时间长短无关，与性别、年龄种族无关，尚未知此反应是否与本品治疗有因果关系	遮光、密封，在30℃以下保存

（续表）

常用药物	适应证	禁忌证	服用时间	用法用量	不良反应	储存条件
硝苯地平	用于治疗高血压、心绞痛	对硝苯地平过敏者	一般早上饭后服用	口服,1次1片,1天1~2次,或遵医嘱	① 反应短暂而较多见的是踝、足与小腿肿胀,用利尿药可消退;② 偶尔出现胸部疼痛、头痛、脸红、眼花、心悸、血压下降等;③ 偶尔出现颜面、恶心、食欲缺乏、便秘等症;④ 可能出现牙龈肥厚	密封
尼莫地平	用于缺血性脑血管病、偏头痛、轻度蛛网膜下腔出血所致脑血管痉挛、突发性耳聋、轻、中度高血压	尚不明确		轻、中度高血压病:高血压病合并有上述脑血管病者,可优先选用。口服,开始1次40毫克(2片),1天3次,1天最大剂量为240毫克(12片)	① 血压下降、肝炎、皮肤刺痛、胃肠道出血、血小板减少、偶见一过性头晕、头痛、面部潮红、呕吐、胃肠不适等;② 口服尼莫地平以后,个别患者可发生碱性磷酸酶(ALP)、乳酸脱氢酶(LDH)、AKP的升高,血糖升高以及个别人的血小板数的升高	遮光、密封保存
氨氯地平	① 本品适用于高血压的治疗,可单独应用或与其他抗高血压药物联合应用;	对氨氯地平过敏者	早饭前服用	通常本品治疗高血压的起始剂量为5毫克,每天1次,最大剂量为10毫克,每天1次	① 心血管:心律失常、心动过缓、胸痛、低血压、外周局部缺血、晕厥、心动过速、体位性头晕利低血压、血管炎;② 中枢及外周神经:感觉迟钝、周围神经病变、感觉异常、震颤、眩晕。	遮光、密封保存

（续表）

常用药物	适应证	禁忌证	服用时间	用法用量	不良反应	储存条件
氨氯地平	②本品适用于慢性稳定性心绞痛的对症治疗。可单独应用或与其他抗心绞痛药物联合应用				③胃肠：食欲减退，便秘，消化不良，腹泻，肠胃胀气，胰腺炎，呕吐。④全身：过敏性反应，乏力，热潮红。全身不适，疼痛。⑤肌肉骨骼：关节痛，关节病，肌肉痛性痉挛，肌痛。⑥精神病学：性功能障碍，失眠，抑郁，焦虑，人格障碍。⑦呼吸系统：呼吸困难，鼻衄。⑧皮肤及附属物：血管性水肿，多形性红斑，瘙痒，皮疹	
非洛地平	高血压，稳定性心绞痛	失代偿性心力衰竭者，急性心肌梗死者，妊娠期妇女，不稳定型心绞痛患者，对非洛地平及本品中任一成分过敏者	早晨服药	建议以5毫克，1天1次作为开始治疗剂量，常用维持剂量为5或10毫克，1天1次。可根据患者反应将剂量进一步减少或增加，或用其他降压药。剂量调整间隔一般不少于2周	①最常见的不良反应是轻微至中度的踝部水肿；②在开始治疗或增加剂量时可能会发生面部潮红、头痛、心悸、头晕和疲劳；③偶尔有意识错乱和睡眠障碍的病例报告，但与非洛地平的联系尚未明确建立；④还有报道发现伴有牙龈炎或牙周炎的患者，用药后可能会引起牙龈肿大	25℃以下保存

3. 妊娠期及哺乳期妇女用药指导　　CRF合并妊娠、哺乳期患者禁用卡托普利、培哚普利、盐酸贝那普利、厄贝沙坦、缬沙坦、非洛地平，琥珀酸亚铁、硫酸亚铁、蔗糖铁、碳酸钙D3颗粒使用相对安全，具体药物选择应遵医嘱，权衡利弊后方可使用。但对于妊娠期妇女用药期间需在专科医(药)师的指导下定期开展产前检查，严密监测胎儿的发育情况。对于可通过乳汁分泌的药物，哺乳期妇女更应该权衡利弊后使用。

 用药案例解析

案 例 1

　　病史：患者，女，54岁，因尿毒症行血液透析7年，全身骨骼疼痛3年，加重1个月就诊。患者7年前因尿毒症行血液透析(2次/周)，2年前出现渐进性全身骨骼疼痛，给以碳酸钙片及骨化三醇治疗后，症状稍好转。近1个月来患者全身骨痛剧烈行走困难，伴食欲减退、腹胀，自觉身高较以前缩短。查体：血压120/80毫米汞柱慢性病容，心肺检查无明显异常，腹部无压痛及反跳痛，甲状腺不大，未触及结节，脊柱、四肢无畸形。化验检查：透析前血常规正常，血清肌酐为153微摩尔/升，血清白蛋白31.8克/升，血钙2.96毫摩尔/升，甲状旁腺素(iPTH)1 216.8皮克/毫升；骨密度检查：腰椎骨、股骨骨质疏松；甲状旁腺彩超提示甲状旁腺明显肿大。

　　处方：

　　(1) 鲑鱼降钙素注射液50单位用法：每次50单位，每天1次，肌内注射。

（2）骨化三醇胶丸0.25微克用法：每次0.25微克，每天2次，口服。

（3）复方α-酮酸片0.63克用法：每次3.15克，每天3次，口服。

解析：门诊医师根据患者的症状考虑诊断为"尿毒症，继发性甲状旁腺功能亢进症，高钙血症，低蛋白血症"，故给患者处方了上述药物。患者用药后，临床症状无明显缓解，骨痛无改善，血钙水平继续增高（3.15毫摩尔/升）。本例患者有骨痛、骨外钙化、身高缩短的临床表现，血钙水平高，甲状旁腺出现结节性样增生，考虑诊断为"甲状旁腺功能亢进症"，因此，不能继续使用骨化三醇治疗。复方α-酮酸片虽然具有一定的降低血磷和甲状旁腺素水平，改善继发性甲状旁腺亢进引起的一系列症状的作用，但每片药物中含钙50毫克，每天15片相当于补充钙750毫克，患者血钙水平较高，也不宜使用。所以根据患者的临床表现及检查结果，考虑患者的高钙血症和骨外软组织钙化较明显，应立即停用骨化三醇和复方α-酮酸片。该类疾病治疗通常以手术为主，即行甲状旁腺次全切除术或甲状旁腺全切除术后再行甲状旁腺自体移植术。

案 例 2

病史：患者，男，61岁，有高血压病史20年，5年前被发现尿毒症开始血液透析，口服雷米普利（ACEI类药物）等药控制血压,其邻居告诉他血肌酐大于265微摩尔/升,不能吃雷米普利,自行停用药物,后出现血压升高。透析患者是否能口服ACEI类药物?

　　解析:在透析患者中肾素的活性比较高,其下游产物血管紧张素Ⅱ和左心室密切相关,口服ACEI类药物可有效控制血压,减轻左心室肥厚,降低心血管事件发生。在肾衰竭人群中ACEI类药物常见的不良反应是高钾血症,但在透析患者中仅仅需要减少高钾食物的摄入,可以正常服用雷米普利。如果出现过敏、皮疹、干咳、粒细胞缺乏症及血管性水肿,可以改用ARB类药物(缬沙坦、氯沙坦等)。因为在肾衰竭患者中ACEI类药物半衰期延长,需要减少药物剂量,而ARB类药物主要通过肝脏代谢,无须调整剂量。

案 例 3

　　病史:患者,男,50岁,一直规律血液透析1年,半年前出现乏力、心慌、运动后加重,病程中无呕血、黑便。血常规检查血红蛋白4克/分升,医师建议其皮下注射促红细胞生成素,口服铁剂和叶酸治疗。由于经济原因,患者想自己多吃一些补血的食物(如红豆、红枣等),那么血透透析患者为什么要注射促红细胞生成素?

　　解析:透析患者经常出现肾性贫血,主要原因是促红细胞生成素合成不足、红细胞寿命缩短、营养不良及铁缺乏等原因。促红细胞生成素主要是由肾脏合成,具有刺激骨髓合成红细胞。在透析患者中肾脏萎缩导致促红细胞生成素合成不足,是导致肾性贫血的主要原因。目前患者注射的促红细胞生成素是利用基因重组技术人工合成促红细胞生成素,成人患者皮下注射促红细胞生成素每周80～120单位/千克体重,每周2～3次,在2～4个月内缓慢地将血红素升至10～12克/分升。但有些透析患者在注射促红细胞生成素后贫血仍然不能纠正,可能的原因是:促红细胞生成素剂量不足、铁缺乏、感染、透析不充分和营养不良等。所以透析患者必须注射促红细胞生成素,单纯依靠食物是不能纠正肾性贫血。

温馨提示

(1) 慢性肾衰竭患者不能随意停药或减量,否则会导致疾病的加重或复发。

(2) 慢性肾衰竭患者用药期间,应遵医嘱定期门诊随访。

用药常见问题解析

Q1 患有CRF的女性服用氯沙坦,备孕及妊娠期是否需要停用氯沙坦?

答: 当妊娠期妇女在妊娠中期和后期用药时,直接作用于肾素-血管紧张素系统的药物可引起正在发育的胎儿损伤,甚至死亡。当发现妊娠时,应该尽早停用本品。尽管没有妊娠期妇女使用本品的经验,但使用氯沙坦钾进行的动物研究已证明有胎儿及新生儿损伤和死亡,其机制被认为是通过药物介导而对肾素-血管紧张素系统作用所致。人类胎儿从妊娠中期开始的肾灌注,取决于肾素-血管紧张素系统的发育,因此,如果在妊娠的中期和后期应用本品,对胎儿的危险会增加。

哺乳期妇女用药:尚不知道氯沙坦是否经人乳分泌。由于许多药物可经人乳分泌,而对哺乳婴儿产生不良作用,故应该从对母体重要性的考虑来决定是停止哺乳还是停用药物。

Q2 在慢性肾衰竭的早、中期是否有延缓的对策?

答:① 坚持病因治疗,如对高血压病、糖尿病肾病、肾小球肾炎等坚持长期合理治疗。② 避免或消除CRF急剧恶化的危险因素,肾脏基础疾病的复发或急性加重、严重高血压未能控制、急性血容量不足、肾脏局部血供急剧减少、重症感染、组织创伤、尿路梗阻等、其他器官功能衰竭(如严重心力衰竭、严重肝衰竭)、肾毒性药物的使用不当等。③ 阻断或抑制肾单位损害渐进性发展的各种途径,保护健存肾单位。对患者血压、血糖、尿蛋白定量、GFR下降幅度等指标,都应当控制在"理想范围"。

张圣雨　杨沿浪

参考文献

陈新谦,金有豫,汤光.新编药物学.17版.北京:人民卫生出版社,2011.

葛均波,徐永健.内科学.8版,北京:人民卫生出版社,2013.

国卫办医发〔2015〕43号附件.抗菌药物临床应用指导原则.2015版.

黄欣,许冬梅.肾病药物治疗学.北京:化学工业出版社,2010:392-456.

姜远英,文爱东.临床药物治疗学.4版.北京:人民卫生出版社,2016.

龙靓,刘湘,郭小兰.临床药师开展糖皮质激素药学查房与个体化用药教育的实践与体会.临床合理用药,2017,10(1C):98-99.

阮一平,洪富源.IgA肾病诊断和治疗进展.世界临床药物,2018,39(2):80-86.

史伟,杨敏.临床药物治疗学肾脏疾病.北京:人民卫生出版社,2017.

王海燕.肾脏病学.3版.北京:人民卫生出版社,2016.

中国医师协会内分泌代谢科医师分会.2型糖尿病合并慢性肾脏病口服降糖药用药原则中国专家共识.中华内分泌代谢杂志,2016,32(6):455-460.

中华医学会儿科学分会肾脏病学组.狼疮性肾炎诊治循证指南(2016).中华儿科杂志,2018,56(2):88-94.

中华医学会儿科学分会肾脏病学组.紫癜性肾炎的诊治循证指南(2016).中华儿科杂志,2017,55(9):647-651.

中华医学会糖尿病学分会微血管并发症学组.糖尿病肾病防治专家共识.中国糖尿病杂志,2014,6(11):792-801.

Alan J. Garber, Joshua I. Barzilay, Zachary T. Bloomgarden, et al. Consensus statement by the American association of clinical endocrinologists and american college of endocrinology on the comprehensive type 2 diabetes management algorithm. Endocrine practice, Vol 22 No.1 January 2016, 22(1): 84-113.

HEVIA P, NAZAL V, ROSATI M P, et al. Idiopathic Nephrotic Syndrome: recommendations of the Nephrology Branch of the Chilean Society of Pediatrics. Part One. Revista Chilena De Pediatria, 2015, 86(4): 291-298.

Jin B, Zeng C, Ge Y, et al. The spectrum of biopsy-proven kidney diseases in elderly Chinese patients. Nephrol Dial Transplant, 2014, 29(12): 2251-2259.

Rebecca Barry Matthew T. James. Guidelines for Classification of Acute Kidney Diseases and Disorders. Nephron. 2015, 131(4): 221-226.

Xu X, Ning Y, Shang W, et al. Analysis of 4931 renal biopsy datain central China from 1994 to 2014. Ren Fail, 2016, 38(7):

1021-1030.

Yokoyama H, Sugiyama H, Narita I, et al. Outcomes of primary nephrotic syndrome in elderly Japanese: retrospective analysis of the Japan Renal Biopsy Registry（J-RBR）. Clin Exp Nephrol, 2015, 19（3）: 496-505.